CONTRIBUTION A L'ÉTUDE

DES DIVERS

TRAITEMENTS DU MAL DE POTT

EN PARTICULIER

PAR LA MÉTHODE LANNELONGUE MODIFIÉE

PAR LE

Dr Henri MUGUET

DE LA FACULTÉ DE MÉDECINE DE PARIS

———

PARIS

IMPRIMERIE DE J. DUMOULIN

5, RUE DES GRANDS-AUGUSTINS, 5

—

1912

CONTRIBUTION A L'ÉTUDE

DES DIVERS

TRAITEMENTS DU MAL DE POTT

EN PARTICULIER

PAR LA MÉTHODE LANNELONGUE MODIFIÉE

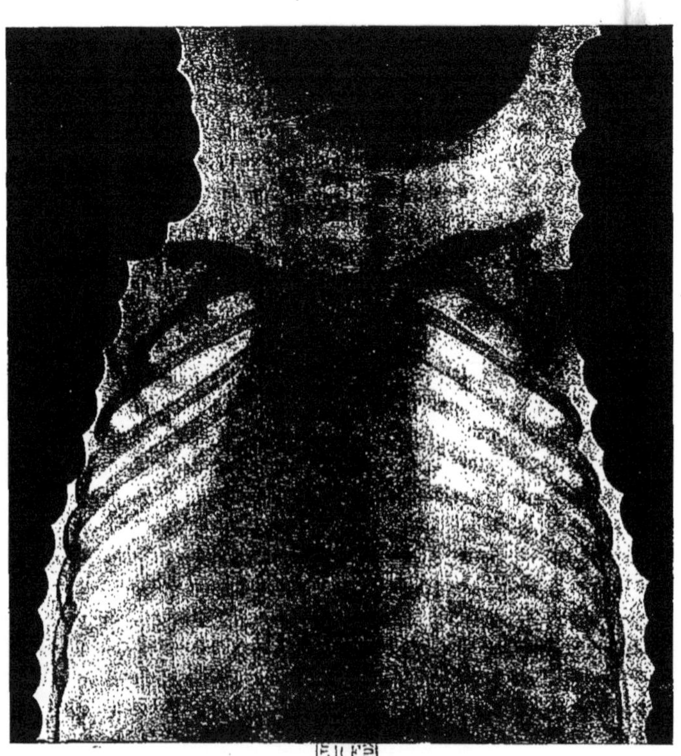

RADIO D'UN MAL DE POTT DORSAL SUPÉRIEUR, AU DÉBUT

CONTRIBUTION A L'ÉTUDE

DES DIVERS

TRAITEMENTS DU MAL DE POTT

EN PARTICULIER

PAR LA MÉTHODE LANNELONGUE MODIFIÉE

PAR LE

Dr Henri MUGUET

DE LA FACULTÉ DE MÉDECINE DE PARIS

PARIS

IMPRIMERIE DE J. DUMOULIN

5, RUE DES GRANDS-AUGUSTINS, 5

1912

INTRODUCTION

Pendant notre stage dans le service de M. le professeur agrégé A. Broca, nous avons eu l'occasion de voir un grand nombre de maux de Pott.

M. Broca a bien voulu nous indiquer le sujet d'un travail sur le traitement qu'il applique à ces malades.

C'est le résultat de cette étude que nous exposons ici.

Qu'il nous soit permis de remercier ici le docteur Broca des excellents conseils qu'il n'a cessé de nous donner depuis deux ans et demi et de l'assurer de notre profondé reconnaissance.

DIVISION DE L'OUVRAGE

PREMIÈRE PARTIE

Des divers traitements du mal de Pott

DEUXIÈME PARTIE

Du traitement du mal de Pott, par la méthode dite de Lannelongue

TROISIÈME PARTIE

Résumé et conclusion

PREMIÈRE PARTIE

**D'Hippocrate à Ambroise Paré. — Baynton, Bampfield. —
Bouvier, Bonnet, Nélaton. — Lannelongue. — L. Sayre.
— Redard, Calot, Chipault. — Ducroquet.**

Historique. — On envisagea d'abord comme mal de Pott
exclusivement la gibbosité, et comme traitement exclusivement la réduction.

Hippocrate, dans son *Traité des articulations*, nous
apprend qu'il tenta à plusieurs reprises le redressement
des gibbeux en plaçant, le malade étant maintenu dans le
décubitus dorsal, une outre vide au niveau de l'acumen,
outre qu'il remplissait petit à petit d'eau. Il avoue n'avoir
eu que des échecs.

Dans les *Archives orientales de médecine et de chirurgie*
(1899), nous voyons que Veronoff rapporte plusieurs cas
de redressement forcé tentés au dixième siècle.

De même, Avicenne, au onzième siècle, relate plusieurs
cas semblables.

Ambroise Paré, dans son *Grand Traité de chirurgie*,
expose qu'il tenta, lui aussi, à plusieurs reprises, la même
manœuvre.

Enfin, au dix-septième siècle, François Ranchin redresse, dans une presse à linge, Mme de Montmorency qui
était bossue.

En 1771, AURRAN cite un cas semblable.

Mais déjà, à la méthode aveugle et brutale, on voit se substituer par-ci par-là quelques timides essais de deux autres théories qui, avec celle du redressement, se partagent encore actuellement les faveurs du monde médical.

En effet, au dix-septième siècle, GLISSON essaie déjà de la suspension, et NUCHE, peu de temps après, imagine le collier que SAYRE copiera deux siècles plus tard.

BAYNTON préconise le décubitus dorsal.

BAMPFIELD (début du dix-neuvième siècle) utilise le décubitus abdominal, et d'YVERNOIS eut un succès retentissant en immobilisant une malade sur un lit de bois incliné.

BOUVIER tenta à de nombreuses reprises le redressement forcé, mais il n'eut que des mécomptes.

Du reste, en France, dès le début du dix-neuvième siècle, on ne tente plus guère de redressement et l'on eut seulement recours à la vieille médication révulsive (cautères, sétons, moxas) qui, du reste, avait toujours été employée, à part quelques tentatives des novateurs que j'ai cités ci-dessus.

Mais, à l'étranger, le redressement des gibbosités fut pratiqué avec persévérance, sinon avec méthode.

MAAS, de Fribourg, place le malade dans le décubitus dorsal et en équilibre, une sangle passant juste au sommet de la bosse, et la tête, le tronc, les jambes servant de fléau ou de balancier. Sur douze cas, il aurait eu dix guérisons sans récidives; le traitement durait une moyenne de quatorze jours, mais nous espérons qu'il y avait des périodes de repos pour le patient.

En France, on prôna, mais sans vue bien nette, l'immobilisation.

Bonnet montra un beau cas de guérison. Rouvier la recommandait également, mais lui ne la voulait que relative. Nélaton, enfin, considérant que la formation de la gibbosité était un signe de guérison, ne faisait rien pour entraver sa marche. En 1858, Gosselin publie un ouvrage où il divise le mal de Pott en trois périodes :

Une première période, aiguë, où l'immobilisation est dangereuse.

Une deuxième période, dite de ramollissement, où il la recommande.

Une troisième période, dite de réparation, où il l'interdit.

Mais ce fut le professeur Lannelongue qui tenta d'appliquer, dès la seconde moitié du siècle, et cela avec méthode, l'immobilisation dans le décubitus dorsal, et qui, le premier, obtint des succès constants et prévus. Il recherchait bien moins l'immobilisation de la colonne que la suppression de toute pression sur la partie malade. Je ne dois pas non plus passer sous silence les tentatives de traitement par le décubitus ventral, préconisé à nouveau à la suite de Bampfield par le professeur Kirmisson, qui obtint quelques résultats.

Les choses en étaient là, quand survint, *en novembre* 1874, la communication du professeur Sayre, de New-York. Bientôt le professeur vint lui-même à Paris exposer sa nouvelle technique.

C'était le bouleversement de tous les anciens traitements que cette méthode ; elle n'était, au fond, pourtant, que la réédition d'une expérience timide faite par le docteur Le Sauvage, de Caen, quelques années auparavant.

Le professeur américain raconte comment il fut amené, en novembre 1874, à appliquer son premier corset plâtré.

Il examinait un jeune enfant qui présentait une forte gibbosité dorsolombaire avec paralysie du rectum et des membres inférieurs. Il remarqua que, pendant l'extension obtenue en soulevant le malade et en le tenant sous les bras, la gibbosité se redressait notablement et que la paralysie disparaissait. Afin de maintenir le redressement obtenu, il eut l'idée d'envelopper tout le tronc dans un bandage plâtré allant du bassin aux aisselles.

On trouvera dans la thèse de Barthez (Paris, 1880), qui travailla avec le maître américain à l'hôpital des Enfants-Malades, la technique complète de sa méthode.

« Description et mode d'application de l'appareil.

« Avant d'aborder cette partie de notre travail, il nous
« semble indispensable de tracer la description de l'appa-
« reil destiné à suspendre le malade, d'exposer aussi la
« manière dont seront préparées les bandes, etc.

« Celles-ci seront confectionnées à l'aide de tarlatane
« ordinaire. On taillera des bandes larges de sept travers
« de doigt et qui seront ensuite repliées en deux selon la
« largeur. Leur longueur sera de 3 à 4 mètres. Chacune
« d'elles sera alors appliquée sur une table et recou-
« verte d'une couche de plâtre ; elle sera ensuite enroulée.

« L'appareil à suspension se compose de lanières de
« cuir, destinées à embrasser la tête et les aisselles, et
« montant prendre point d'appui sur une tige de fer, pas-
« sant horizontale au-dessus de la tête de l'enfant. Celle-
« ci est maintenue à son tour par un anneau fixé en son
« milieu et s'accrochant à une poulie. Cette dernière est
« suspendue à une sorte de trépied, dont les branches
« s'écartent en bas pour reposer sur le sol, tandis qu'elles
« sont réunies en haut par un système auquel s'accroche
« en même temps la poulie.

« Les parties des pièces destinées à s'appliquer directe-
« ment sur le malade sont en cuir rembourré copieuse-
« ment. Elles se composent d'un système embrassant la
« mâchoire inférieure et la nuque et d'un système soute-
« nant le malade par les aisselles.

« ... L'enfant ainsi bridé et les pièces étant fixées à la
« tige rigide, il ne reste plus qu'à tirer sur la corde pour
« pratiquer la suspension ; mais il est quelques prépara-
« tifs que l'on ne devra pas négliger, quoique Sayre ne
« s'en soit jamais servi. Nous voulons parler de l'applica-
« tion du tricot et du corn-plaster.

« Celui-ci n'est que du feutre épais qui devient adhé-
« rent à la peau par une de ses faces, lorsque cette der-
« nière a été immergée quelque temps dans l'eau. Pour
« protéger la gibbosité contre la pression de l'appareil,
« on taille dans un morceau de corn-plaster un trou qui
« reproduit la forme de la gibbosité. La face agglutina-
« tive est ensuite plongée dans l'eau, puis appliquée sur
« la peau à laquelle elle adhère rapidement.

« L'application d'un tricot à protéger la peau contre les
« rugosités du plâtre est d'une absolue nécessité. C'est
« une sorte de maillot de laine ou de coton, très élastique,
« dans lequel le malade entre sans qu'il se forme de plis.
« On tendra le tricot au moyen de pattes, mais aupara-
« vant, on placera, sous la face thoraco-abdominale du
« maillot, une quantité d'ouate relativement considérable
« en forme de coin. Retirée, en effet, après dessiccation de
« l'appareil, c'est elle, par le vide qu'elle laissera, qui
« permettra le jeu de la respiration et de la digestion.

« Ce matelas ainsi placé, on devra encore recouvrir de
« coton les crêtes et les épines iliaques. La pression à ce
« niveau est en effet douloureuse. Ce dont on se rend

« compte facilement si l'on considère la position superfi-
« cielle de l'os en ces points que les pressions de l'appa-
« reil ne doivent point épargner.

« Après avoir rempli ces indications, l'on procédera à
« la pendaison, laquelle devra en tout cas être pratiquée à
« jeun. La corde devra subir une traction lente et continue
« pendant l'enlèvement et devra être maintenue fixe,
« lorsque ce dernier sera opéré. La suspension opérée,
« on procède dès lors à la confection de l'appareil. L'opé-
« rateur aura soin de submerger dans l'eau et pendant
« quelques secondes seulement la bande à employer et
« qui sera appliquée ensuite de façon à ne point faire de
« godets. Celui-ci, appliquant la bande de la main droite,
« lisse son appareil avec la main gauche restée nue. Il peut
« en tout cas confier ce soin à un des aides, tandis qu'il
« conserve, lui, ses deux mains libres pour le seul enrou-
« lement de la bande. On fait en sorte de superposer cinq
« à six tours de bandes dans toute la hauteur de l'appareil,
« pour donner à celui-ci une assez grande solidité et si
« l'on veut joindre l'agréable à l'utile, il reste alors à
« crépir en masse l'appareil, à le lisser de façon à mas-
« quer les spires.

« Avec un peu d'habitude, l'appareil se trouve achevé
« rapidement et l'on peut encore prolonger pendant quel-
« ques minutes la suspension jusqu'à ce que le plâtre soit
« déjà durci. Mais, si le plâtre tarde à prendre, il serait
« dangereux de laisser longtemps suspendu le malade, et
« l'on doit alors placer celui-ci sur un lit dur et horizontal
« jusqu'à durcissement. Dès l'achèvement de l'appareil,
« on doit le mouler sur les parties, et c'est du côté des
« crêtes illiaques que doit se porter l'attention. Il faut
« hancher l'appareil en exerçant, jusqu'à ce que l'appareil

« commence à durcir, une pression à l'aide des deux mains
« à droite et à gauche, de façon à diminuer le diamètre
« transversal au niveau des flancs. L'appareil devra donc
« dépasser, par son bord inférieur, la crête iliaque. L'appa-
« reil étant sec, on enlève le matelas d'ouate appliqué sur
« la région thoraco-abdominale. On pourra en même
« temps découper à cet endroit uue large fenêtre. »

Mode d'action de l'appareil : l'avantage de cet appareil,
disait Sayre, est de fournir le moyen d'assurer le repos
absolu des parties malades aussi longtemps que l'appareil
sera convenablement ajusté. L'auteur semble, ainsi, faire
jouer un rôle secondaire à son appareil comme soutien de
la partie supérieure du tronc. Ce passage se trouve sin-
gulièrement en désaccord avec les idées émises par le
professeur Lannelongue dans la discussion qui eut lieu
à la Société de chirurgie, le 27 novembre 1877. *Les appa-
reils et le repos, surtout dans la position horizontale, seront
salutaires, dit cet auteur, non point en immobilisant, car
ce but est déjà atteint par la contraction musculaire, mais
en soutenant la partie supérieure du tronc et en empêchant
ainsi l'écrasement de la partie malade.*

La durée du traitement, d'après Sayre, est de deux ans ;
on change le corset tous les trois mois ; l'enfant est autorisé à marcher. Barthez publie huit cas, tous terminés
par une guérison manifeste.

Ce fut le premier grand traitement, si l'on peut dire, du
mal de Pott ; de nombreux chirurgiens l'appliquèrent ; ce
fut un enthousiasme général, tant en France qu'à l'étranger.
Pour un instant, il y eut une absolue communauté de vues,
entre tous les chirurgiens, pour le traitement du mal de
Pott.

Mais bientôt l'annonce de plusieurs cas de mort pendant

la suspension avec ou sans narcose, cas cités en France,
par Villemin, Lannelongue, Lambotte, vint tout remettre
en question.

A la suite du professeur Kirmisson, le docteur Redard
alors chirurgien de Furtado-Heine, recommande le *prone
system* autrement dit le décubitus ventral, mais seulement pour le Pott dorsal. Puis en 1890, avec son élève
Richard, ils lancent en France, à la suite de Lorentz
de Vienne, le *lit plâtré*, après avoir fait le procès des
corsets de Sayre, en disant qu'ils n'avaient jamais pu
redresser par ce moyen une gibbosité et que cet appareil
n'était vraiment utile qu'à la période de convalescence.
Quant au corset orthopédique, ils n'en veulent entendre
parler à aucun prix; mais écoutons Richard :

« Le lit plâtré a pour but d'obtenir par la réclinaison
« l'immobilisation, l'extension, la décharge des segments
« tuberculeux de la colonne vertébrale; nous empruntons
« en partie la description au travail de Lorentz sur ce
« sujet et au traité pratique de chirurgie orthopédique de
« Redard.

« La construction du lit plâtré diffère légèrement sui-
« vant que le mal siège dans la région dorsale, lombaire,
« cervicale. Dans le premier cas, la réclinaison seule suffit;
« dans le second, on doit ajouter au lit plâtré un appareil
« permettant de faire l'extension de la tête.

« Pour le construire, il faut avoir à sa disposition plu-
« sieurs coussins durs de diverses épaisseurs. L'enfant
« étant mis en décubitus abdominal, on place un de ces
« coussins sous le front, un second sous la région clavi-
« culaire, et un dernier sous les cuisses. De cette façon,
« la partie moyenne du rachis s'affaisse vers le plan sous-
« jacent et prend une forme lordotique. Il faut dans tous

« les cas procéder avec lenteur. On peut activer cepen-
« dant l'affaissement du rachis en pressant très légère-
« ment sur le dos de l'enfant. La réclinaison trop pro-
« noncée est douloureuse et doit être évitée.

« Les bras de l'enfant sont mis en adduction horizon-
« tale et la tête est fixée par les mains d'un aide. On
« recouvre alors la face postérieure du corps d'une couche
« d'ouate, depuis le vertex jusqu'aux plis fessiers. S'il
« existe une gibbosité prononcée, on la recouvrira d'une
« couche d'ouate un peu plus épaisse. Sur cette ouate, on
« étend du calicot pour empêcher l'ouate d'adhérer au
« plâtre. Les bandes seront au préalable préparées de la
« même façon que pour les corsets. Le sujet préparé
« comme nous l'avons dit, on commence l'application des
« bandes plâtrées, on les conduit d'abord longitudinale-
« ment depuis le vertex jusqu'aux plis fessiers. On doit
« placer cinq systèmes de bandes longitudinales, deux
« autres bandes serviront encore à renforcer les parois
« latérales et iront depuis l'aisselle jusqu'à la limite infé-
« rieure du tronc. Quand la couche plâtrée a atteint une
« certaine épaisseur, on applique des bandes transver-
« sales depuis le vertex jusqu'au bassin. Ces bandes
« doivent couvrir exactement les parois latérales du tronc.
« Lorsque le lit plâtré s'est durci, on l'enlève du dos de
« l'enfant. Les petits malades transpirant souvent pendant
« l'application de l'appareil, on aura soin de frotter le
« tronc avec une serviette et de bien couvrir l'enfant. On
« enlève ensuite le rembourrage provisoire de la gout-
« tière, on lisse la face interne, on agrandit les échan-
« crures axillaires, on coupe les bords qu'on recouvrira
« enfin d'une bande de toile.

« Le lit ainsi confectionné est séché au four puis im-

« prégné d'une solution alcoolique de gomme laque qui
« le rend imperméable. L'enfant peut être laissé en place
« pendant plusieurs jours, il faudra changer de temps en
« temps la couche et le rembourrage. Ainsi que le fait
« remarquer REDARD, le lit plâtré ne donne de bons résul-
« tats que s'il est construit avec grand soin. Mais la dis-
« position des coussins qui doit influer sur la bonne con-
« fection n'est pas toujours facile à observer, l'enfant,
« indocile, se déplace souvent en se défendant. REDARD,
« dans le but d'éviter ces quelques inconvénients, a pro-
« posé un appareil qui permet de placer et de maintenir
« les sujets dans une bonne position, sans aucune gêne
« ni fatigue.

« Il se compose :

« 1° D'un châssis en bois sur pieds de 40 centimètres ;
« 2° De deux montants postérieurs ou pelviens articulés
« aux deux tiers inférieurs du châssis, réunis par des
« sangles à coulisse pouvant s'élever au moyen de deux
« crémaillères et destinées à soutenir ou à soulever la
« partie inférieure du tronc ;
« 3° De deux autres montants antérieurs ou thoraciques
« avec deux sangles mobiles pouvant s'élever au moyen
« de crémaillères et destinés à relever la partie anté-
« rieure du thorax ;
« 4° D'un croissant frontal mobile pouvant s'élever et
« se fixer à volonté ;
« 5° De deux poignées latérales qui doivent recevoir
« les mains du sujet.

« La disposition de cet appareil permet de placer faci-
« lement les sujets dans le décubitus abdominal, le rachis
« en lordose au niveau des régions lombaire, dorsale,
« cervicale.

« Le lit plâtré agit surtout en déchargeant les seg-
« ments tuberculeux du rachis du poids du corps et en
« plaçant dans une meilleure position les vertèbres alté-
« rées qui ont une tendance à l'affaissement ou qui sont
« déjà affaissées. Ce résultat est obtenu en mettant le
« sujet dans le décubitus abdominal, en réclinaison, et le
« rachis dans sa portion malade, en légère lordose pen-
« dant l'application du lit. Dans ces conditions, les ver-
« tèbres et les disques malades ne sont plus soumis à une
« compression réciproque, l'affaissement progressif sous
« l'influence de la pesanteur est arrêté, il se produit un
« véritable redressement de la tige rachidienne. »

RICHARD cite douze observations personnelles (douze
malades traités à Furtado-Heine) et tous se seraient ter-
minées par la guérison. Au fond, le lit plâtré prend position entre le corset de SAYRE et l'immobilisation de LAN-
NELONGUE ; mais la difficulté de sa confection fit qu'il ne
fut guère employé en France.

La durée du traitement était de deux ans.

Ajoutons que les membres inférieurs étaient libres et
qu'on leur faisait exécuter, ainsi du reste que dans le
lit de PHELPS et de BEELY, des mouvements actifs et
passifs.

1897 arrive. C'est le différend fameux CHIPAULT-CALOT.
Tous deux prétendent à la priorité du traitement du mal
de Pott par la réduction brusque avec chacun des moyens
quelque peu différents. En mai 1896, CHIPAULT parle
du traitement des gibbosités pottiques par la réduction
et l'immobilisation en bonne position des vertèbres
malades. Il insiste sur la nécessité d'obtenir par le chloroforme le relâchement musculaire pendant le redres-

sement et d'immobiliser ensuite les vertèbres par des
ligatures apophysaires. Il recommande l'immobilisation
absolue du sujet sur une planche orthopédique.

Le 22 décembre 1896, CALOT fait une communication
à l'Académie de médecine où il indique sa thérapeutique.
M. MONOD, chargé de faire un rapport, s'exprime en ces
termes : « On s'en va répétant par la plume, par l'image,
« par l'affiche au coin de nos rues populeuses que le
« redressement des bossus n'est plus aujourd'hui qu'un
« jeu, que coupables seraient ceux qui voudraient sous-
« traire leurs malades au bénéfice d'une thérapeutique
« hardie en apparence mais en réalité sans dangers et sin-
« gulièrement efficace. »

Après ce préambule, M. MONOD examine les commu-
nications. « Voici, d'après M. CALOT lui-même, com-
« ment il opère : quatre aides solides, attelés deux à deux
« aux extrémités du patient, tirent en sens inverse, tan-
« dis que le chirurgien, les mains appuyées sur la gibbo-
« sité, exerce en ce point une pression extrêmement
« vigoureuse, allant jusqu'à l'extrême limite de ses forces,
« jusqu'à ce que les vertèbres déplacées soient rentrées
« au niveau et même au-dessous des vertèbres voisines.

« M. CALOT fait ordinairement précéder le redressement
« du rachis de l'ablation des apophyses épineuses sail-
« lantes ; il peut ainsi mieux diriger ses pressions. Si la
« bosse est très vieille, il peut être indiqué de pratiquer,
« avant le redressement, une résection cunéiforme du
« rachis, en enlevant en arrière un coin osseux, à base
« répondant à la gibbosité, et à sommet antérieur répon-
« dant à l'angle de flexion, on obtiendra le contact en ligne
« droite des deux segments de la colonne vertébrale.
« Deux fois seulement M. CALOT a pratiqué cette résec-

« tion complémentaire, dont on ne saurait méconnaître
« les difficultés et les dangers.

« Le redressement obtenu, le malade est immobilisé
« dans un grand appareil plâtré. Cet appareil sera renou-
« velé deux ou trois fois, à des intervalles de trois à quatre
« mois. Au bout de ce temps, l'enfant est autorisé à mar-
« cher avec un corset. M. CALOT nous disait, en décembre
« dernier, qu'il avait pratiqué trente-sept fois ce redres-
« sement et cela avec des résultats immédiats et parfaits.
« Non seulement il n'a pas eu de morts, mais jamais
« aucun accident. »

Ces résultats sont trop beaux et peu en rapport avec ce
que l'on sait du traitement de la tuberculose osseuse.
Aussi CALOT ne disconvenait pas qu'il était tombé sur une
série heureuse.

Mais, sur ces trente-sept cas, il n'a donné aucun détail;
on ne sait rien ni de la déviation ni de l'époque de son
apparition; il n'a présenté que six malades avec de courtes
notes à leur sujet, et des six malades, deux étaient encore
dans leur corset, c'est donc quatre qui restent.

La seconde communication était celle du docteur CHI-
PAULT. Au redressement forcé pratiqué à l'aide de manœuvres semblables à celles de CALOT, CHIPAULT conseil-
lait d'ajouter la ligature en huit de chiffre à l'aide de fils
d'argent, des apophyses épineuses correspondant à la gibbosité. Il considérait que c'était le meilleur moyen de
maintenir la correction obtenue. Il s'appuyait, pour soutenir cette opinion, sur les recherches de REGNAULT, éta-
blissant qu'une colonne vertébrale tuberculeuse, abandon-
née à elle-même, se consolide spontanément par anky-
loses des arcs et des apophyses.

Les ligatures apophysaires qu'il recommande ne font

donc que régler et hâter le travail de guérison dans le sens où il se fait spontanément.

Il va s'en dire que CHIPAULT associait aux manœuvres de réduction et aux ligatures apophysaires l'immobilisation prolongée du malade non dans un corset plâtré, mais sur une planche *ad hoc*, où il était maintenu à l'aide de sangles.

Dans une nouvelle note, le 6 avril 1897, CHIPAULT s'efforça d'établir qu'il avait eu, avant CALOT, l'idée du redressement forcé des gibbosités pottiques. Dans un article publié dans la *Médecine moderne*, le 22 juillet 1896, c'est-à-dire, six mois avant la communication de CALOT avec ce titre : *Un traitement nouveau du mal de Pott*, il écrivait :

« J'ai, au dernier Congrès de chirurgie (1895), insisté sur
« l'intérêt de la technique nouvelle auprès de plusieurs
« de mes confrères et en particulier auprès de mon ami
« CALOT qui voulut bien me promettre de l'expérimenter
« largement. »

Comme les premières opérations de CALOT datent de décembre 1895, il semble bien que les tentatives déjà faites par son ami CHIPAULT aient été pour quelque chose dans sa détermination. Les deux auteurs ne diffèrent que sur un point ; l'un, ligature les apophyses épineuses et immobilise l'opéré sur une planche ; l'autre, au contraire, résèque volontiers les apophyses épineuses et enferme son malade dans un immense appareil plâtré.

Il semble donc bien que CHIPAULT avait raison de dire que sans contester à son collègue et ami le rôle important de vulgarisateur qu'il a joué, il réclamait pour lui-même la priorité de la réduction en un temps, sous chloroforme, des gibbodités pottiques.

Rappelons à titre complémentaire que CALOT faisait

marcher ses malades au bout de neuf mois avec un corset
léger. CHIPAULT au bout d'un an.

CALOT, qui avait basé sa communication sur trente-sept
cas traités avec trente-sept guérisons sans accident, disait-
il, n'avait présenté que quatre malades à l'Académie de
médecine.

Quelques mois après, le résultat montrait chez ses malades un *échec complet*. Ces résultats refroidirent CALOT,
aussi nous expliquerons-nous facilement de le voir dans
la suite, d'étape en étape, d'un congrès à l'autre, *revenir
sagement à la méthode de* SAYRE.

Peu de temps après sa communication, CALOT, dans un
second opuscule, apportait à son procédé quelques modi-
fications. Tout d'abord, *il renonçait absolumenl à toute
ablation des apophyses épineuses*. D'autre part, il dispo-
sait autrement les aides destinés à exercer des tractions.
Dans sa communication au *Congrès de Moscou*, 1897, la première méthode de redressement était considérablement
modifiée par CALOT lui-même. Les indications du redressement étaient fortement restreintes, la technique opératoire perdait de sa brutalité et s'adoucissait de façon fort
appréciable. L'auteur ne redresse plus les vieilles gibbosités en une seule séance, et il n'est plus question de
résection cunéiforme du rachis postérieur.

Lorsqu'il y a enkylose, le redressement n'est plus pratique. CALOT abandonne les gibbosités qui résistent à une
traction de 40 à 80 kilogrammes. Nous voilà donc déjà bien
loin du début. Au Congrès de 1900, on était en droit d'attendre de CALOT des faits et des résultats capables d'ame-
ner la conviction ; sa communication a été loin de faire
la lumière ; il n'a apporté aucun argument nouveau. Des
vieux bossus, il n'est plus question ; que sont devenus

les redressés? Il ne nous le dit pas. Calot n'a pas jugé
bon d'en publier la statistique; il s'est contenté de rester
dans le vague en disant à propos de la gibbosité : « Géné-
« ralement, nous pouvons la corriger lorsqu'elle n'est ni
« trop ancienne, ni trop volumineuse. »

« A telle enseigne, dit un des assistants de ce Congrès,
« qu'un confrère qui n'avait pu entendre que la deuxième
« partie de la communication de M. Calot, m'ayant de-
« mandé le nom de l'orateur, a cru à une plaisanterie
« lorsque je lui ai dit que c'était le promoteur du redres-
« sement brusque. »

Voyons maintenant le redressement tel que le conçoit
Chipault. Le malade, endormi au chloroforme, est couché
sur le ventre, de telle sorte que son dos soit légèrement
tourné vers l'opérateur : on fait sur la ligne médiane une
incision longitudinale assez longue pour qu'elle dépasse
en haut et en bas de deux vertèbres au moins les limites
de la gibbosité. La crête apophysaire apparaît; tout en res-
pectant avec soin les ligaments inter-épineux, on la dé-
nude à droite et à gauche et l'on fait récliner fortement en
dehors la masse des muscles spinaux.

C'est alors que l'opérateur, par pression directe, les deux
aides, l'un par traction axillaire, l'autre, par traction sur les
membres inférieurs, réduisent la gibbosité. La réduction
une fois obtenue, un fil d'argent de grosseur variable est
passé à travers le ligament inter-épineux susjacent à
l'apophyse la plus haute que l'on veut fixer, au ras du bord
supérieur de cette apophyse et le plus près possible de sa
base, puis coupé de manière que dépasse de chaque côté
de la perforation une longueur de fil double de la longueur
de la plaie. C'est avec ces deux longueurs qu'il va falloir

faire les ligatures apophysaires; il suffit, pour y réussir, de
passer les deux fils dans l'espace inter-apophysaire sous-
jacent à celui qui a été traversé, puis, dans chacun des suivants jusqu'à ce qu'on soit arrivé au-dessus de la dernière
apophyse découverte, sous laquelle on tord solidement les
deux fils en leurs extrémités. Ceci fait, la plaie est refer-
mée sans drain à l'aide d'une suture au catgut.

Pour immobiliser le rachis ainsi redressé, le malade est
couché sur une large pièce de bois blanc encadrée de chêne
perforée d'un orifice en entonnoir caoutchouté pour la dé-
fécation et d'une série de petits orifices disposés deux par
deux sous les aisselles au-dessus des hanches, au-dessus
des genoux, au cou-de-pied, orifices destinés à passer des
sangles qui entoureront le sujet. Ces sangles suffisent dans
certains cas à l'immobilisation.

En France et à l'étranger, il y eut d'innombrables cas de
pottiques traités par les méthodes CALOT et CHIPAULT. A
côté de succès retentissants, il y eut des cas de mort plus
retentissants encore. « La plupart des chirurgiens (thèses
« HAYES, Paris, 1908) qui firent l'essai du procédé CALOT
« ne tardèrent pas à reconnaître que ces redressements ne
« donnaient que des résultats temporaires. Les sujets soi-
« disant redressés s'affaissaient dès qu'on venait à leur
« supprimer l'appareil qui les maintenait en bonne posi-
« tion, et cela parce qu'il reste, du fait du redressement,
« entre les deux segments du rachis sus et sous-jacent au
« foyer vertébral, un espace que la néoformation osseuse,
« si faible quand il s'agit de tuberculose, est impuissante
« à combler. Le professeur KIRMISSON a rapporté à ce sujet
« à la Société de chirurgie, le 24 avril 1901, une observation
« qui montre bien que la reproduction de la gibbosité est
« due simplement à la persistance de cette cavité produite

« par l'écartement des deux segments du rachis et non à
« l'absence de traitement consécutif comme l'alléguèrent
« maintes fois les partisans du redressement forcé. Il s'agit
« d'un garçon de onze ans ayant subi, à l'âge de six ans, le
« redressement forcé.

« Cet enfant, après être resté d'abord trois ans en trai-
« tement sous la direction du chirurgien qui l'opéra,
« ensuite deux ans dans des corsets plâtrés appliqués par
« un second médecin, élève du premier, présentait, au bout
« de ces cinq années de traitement, une gibbosité consi-.
« dérable. »

La méthode de CALOT n'était pas seulement inefficace ;
elle comportait de plus des dangers : *mort sous le chloroforme* (BRUN, JONESCO), *rupture d'abcès avec déchirures dans
la plèvre et mort* (MALHERBE), *paralysie consécutive des
membres inférieurs et de la vessie* (LORENTZ), *généralisation
rapide de la tuberculose* (BILHAUT, PHOCAS), *choc opératoire
avec convulsions cloniques et mort* (VULPIUS), tous ces
accidents publiés coup sur coup refroidirent même les partisans les plus convaincus du nouveau procédé.

De la méthode première de CALOT, il ne doit plus rester
que le nom.

La méthode de CHIPAULT, beaucoup plus scientifique, était
basée cependant sur un principe faux : on ne peut songer,
en effet, à redresser brusquement des corps vertébraux
par la suture des apophyses, quand ces corps vertébraux
eux-mêmes ont disparu par le processus nécrotique.

Mais si la méthode CALOT fut vivement combattue, qu'on
ne nous dise pas que ce fut de parti pris. Le docteur BROCA
et le docteur MOUCHET ont ainsi exposé au Congrès de 1900
leur opinion sur ce traitement.

« Depuis trois ans, à l'hôpital Trousseau, nous avons

« observé avec attention tous les maux de Pott qui se pré-
« sentaient à notre consultation et nous avons expérimenté
« au début, sur un grand nombre d'entre eux, le traitement
« local préconisé par CALOT.

« Ce traitement a subi de la part de son auteur des fluc-
« tuations diverses que nous n'avons pas jugées bon d'es-
« sayer successivement et nous nous sommes contentés
« du redressement brusque; nous n'avons pas pratiqué
« l'opération préliminaire, nous n'avons eu recours ni aux
« ligatures des apophyses, ni à leur ablation; le nombre des
« maux de Pott traités par nous depuis trois ans s'élève au
« chiffre de quatre-vingt-trois, dont il faut défalquer vingt-
« huit malades traités seulement depuis un an, c'est-à-dire
« depuis un temps trop court pour qu'on puisse apprécier
« sainement les résultats du traitement.

« C'est donc seulement d'après cinquante-cinq cas bien
« suivis depuis au moins deux ans, la plupart depuis trois,
« que nous formulons ici notre opinion sur le traitement
« du mal de Pott.

« Sur ce chiffre, quarante-six malades seulement ont été
« soumis au redressement brusque; les autres, à gibbo-
« sité nulle ou toute récente, ont été mis seulement dans
« un grand appareil plâtré sous anesthésie chloroformique.

« L'abcès par congestion constituait pour nous une
« contre-indication au redressement brusque; il en était
« de même d'un état cachectique trop accentué où d'une
« tuberculose pulmonaire trop avancée. La paraplégie nous
« a paru, comme à la majorité des auteurs, constituer,
« au contraire, une indication nette, et nous devons recon-
« naître qu'elle nous a semblé dans plusieurs cas favora-
« blement influencée par le redressement brusque de la
« gibbosité. Autant que possible, les gibbosités que nous

« avons tenté de redresser étaient choisies parmi les
« récentes, celles dont le début ne remontait pas à plus
« d'un an. La forme, les dimensions nous importaient
« moins que leur âge et le nombre des vertèbres intéres-
« sées ; le rayon de courbure de la gibbosité ne constituait
« pas pour nous de contre-indication aux tentatives de
« redressement.

« Nos redressements ont tous été pratiqués suivant la
« technique primitive de CALOT, nous l'avons trouvée
« simple et nous devons avouer que nous ne lui avons dû
« aucun accident. Une seule traction arrivait parfois à faire
« disparaître la gibbosité dans les cas où celle-ci était à
« peine marquée.

« Le redressement effectué, nous faisions endormir le
« malade et, sans perdre de temps, nous le suspendions
« debout dans la position de SAYRE.

« Nous n'avons jamais observé d'accident au cours de
« cette chloroformisation. L'utilité de cette chloroformisa-
« tion n'est pas contestable ; c'est le seul moyen d'obtenir
« un relâchement musculaire complet comme n'en fournit
« jamais la suspension simple.

« Nous n'insistons point sur la confection du corset...

« Le soir ou le lendemain de son application, le corset
« plâtré est échancré, on dégage le cou, les aisselles, et on
« pratique une fenêtre abdominale pour faciliter la diges-
« tion et la respiration. Nous laissons le premier appareil
« trois mois, en condamnant les malades au décubitus dor-
« sal absolu.

« Mais, que ces prescriptions fussent ou non observées,
« des escharres survenaient au niveau de la gibbosité, qui
« nous obligeaient à enlever un carré de l'appareil plâtré.

« Nous soumettons ensuite les malades à l'immobili-

« sation absolue pendant une année au moins, et nous ne
« permettons au bout de ce temps la station debout et la
« marche modérée que si nous constatons une évolution
« du mal assez favorable. Quant au corset, il est encore
« porté pendant de longs mois.

« La correction obtenue se maintient-elle ? Voilà la
« question importante à laquelle, nous devions chercher à
« répondre d'une façon précise. D'abord cette correction
« n'est pas toujours possible, et nous avons échoué dans
« une dizaine de cas, où les gibbosités étaient peu accen-
« tuées, mais probablement déjà anciennes et ankylosées.
« Des dangers, nous n'en avons point observé : sur les
« cinq morts que nous avons relevées, quatre ont été dues
« à des fièvres éruptives ; une seule, par méningite tuber-
« culeuse, ne saurait être imputable à la méthode, puis-
« qu'elle est survenue plusieurs mois après le traitement.

« La correction, même si elle semble complète après le
« redressement brusque, ne l'est plus au bout d'un temps
« assez rapide, bien que l'enfant ait été maintenu rigou-
« reusement dans le décubitus dorsal. Quand il survient
« une escharre au niveau de la gibbosité, — et c'est presque
« la règle en pareil cas, — l'ouverture creusée dans le plâtre
« pour permettre le pansement nous montre la bosse ten-
« dant à faire hernie au dehors. C'est pourquoi nous n'avons
« pas cru devoir, comme Lorentz, ménager un orifice au
« niveau de la saillie osseuse dès l'application de l'appareil
« plâtré, en vue d'éviter les escharres.

« Nous avons systématiquement reporté sur le papier la
« courbe de toutes les gibbosités, obtenue à l'aide d'un
« ruban de plomb flexible, et cela avant le redressement
« comme à chaque renouvellement d'appareil. Or, nous
« avons eu le regret de constater qu'au bout de quelques

« mois la difformité se produisait presque aussi accentuée
« qu'auparavant.

« Nous savons qu'on a parlé de consolidations par sou-
« dure des arcs postérieurs des vertèbres, de tassements
« postérieurs capables ainsi de remédier à l'énorme hiatus
« créé en avant du rachis par le redressement forcé, mais
« ces considérations nous ont toujours paru un peu théo-
« riques.

« En ce qui concerne les gibbosités récentes, le redres-
« sement brusque a-t-il de réels avantages ? Nous ne le
« croyons pas. Dans les dix cas où la méthode de CALOT
« nous a fourni une diminution réelle et durable de la gib-
« bosité, il s'agissait de maux de Pott tout au début pour
« lesquels il n'a pas été nécessaire d'appuyer sur la gib-
« bosité ; la simple traction horizontale a suffi sous l'anes-
« thésie chloroformique à rendre à la colonne vertébrale
« sa rectitude. Ce n'est donc point sur le compte du re-
« dressement brusque que ces succès doivent être mis, c'est
« à l'emploi de l'anesthésie, c'est à la suspension de SAYRE
« sous cette anesthésie qu'il faut les rapporter. La confec-
« tion soignée d'un grand appareil plâtré maintenant bien
« les épaules et le bassin contribue ensuite, pour une
« grande part, à rendre le succès définitif. On a dit que la
« paraplégie devait être considérée comme une indication
« du redressement forcé, et beaucoup d'auteurs ont signalé
« des améliorations de la paraplégie imputables à cette
« méthode. Pour notre part, nous avons constaté pareille
« amélioration chez trois malades, mais il n'est pas bien
« certain que ce soit autre chose qu'une coïncidence : on
« connaît la tendance des paraplégies pottiques à guérir
« spontanément, et on sait comme il est exceptionnel
« qu'elles soient imputables à une compression osseuse.

« En tout cas, nos paraplégies auraient-elles dû leur amé-
« lioration à notre traitement que nous en attribuerions le
« mérite moins au redressement forcé lui-même qu'à la
« suspension sous l'anesthésie chloroformique.

« Sur ce point spécial encore, nous proscrivons donc le
« redressement forcé, d'accord avec la majorité des au-
« teurs. Ce qu'il faut garder de la méthode de Calot, c'est
« la chloroformisation dans la suspension de Sayre et
« l'application d'un appareil plâtré englobant les épaules
« et les hanches.

« On obtient ainsi le redressement spontané des gibbo-
« sités récentes, de celles qui ne doivent leur accentuation
« qu'aux contractures des muscles des gouttières verté-
« brales.

« Par l'application du grand appareil plâtré, on assure au
« rachis une sérieuse immobilisation qui tend à maintenir
« le résultat acquis et à imprimer au mal de Pott une évo-
« lution désormais favorable.

« C'est dès le début qu'il faut soigner le mal de Pott :
« lorsque la bosse est constituée, il est trop tard et le temps
« n'est pas encore venu où il n'y aura plus de bossus.

« La tuberculose vertébrale est soumise dans son évolu-
« tion à l'influence de trop de facteurs divers pour qu'on
« s'illusionne sur les effets d'un traitement local, si bien
« dirigé soit-il. Nous pensons en tout cas que ce dernier
« ne doit jamais être négligé par le chirurgien; il doit être
« longtemps prolongé pour être efficace. C'est par années
« que se chiffre sa durée. »

Le docteur Rozoy s'est astreint à la tâche ingrate de
retrouver les malades de MM. Mouchet et Broca; sur les
quatre-vingt-trois cas, il a constaté cinq morts, onze potti-
ques non guéris encore en traitement, vingt-trois cas avec

paraplégie et abcès, dans douze autres cas la gibbosité avait augmenté; dans les autres cas restants, ceux qui pouvaient passer pour guéris, l'état était demeuré stationnaire.

Quelque temps après la communication de CALOT, en 1898, sa méthode fut appliquée à nouveau, mais modifiée en partie par le docteur DUCROQUET; pour lui, il envisageait plusieurs cas : dans l'un, la gibbosité était très légère, et alors il préconisait un appareil plâtré et autorisait la marche à l'exemple des Allemands; dans un deuxième, il existait une gibbosité sans abcès ni paralysie; il la réduisait alors sous chloroforme dans la suspension de SAYRE, avec application d'un corset et permission également de marcher. Dans un troisième cas, il y avait gibbosité avec abcès et paralysie; il fallait alors éviter de réduire et placer seulement un corset.

Ce qui différenciait donc la théorie DUCROQUET de celle de CALOT, c'est que, pour DUCROQUET, abcès ou paralysie constituaient une contre-indication formelle au redressement opératoire.

DUCROQUET s'appuyait sur quarante observations favorables dans sa thèse; il en publia bientôt de nombreuses autres, et sa méthode fut adoptée partout. Mais il faut croire que les résultats à distance ne furent pas ce qu'il en avait espéré, car bientôt DUCROQUET déclare au *Congrès de Madrid* 1903 que *sur cent cinquante cas opérés par lui,* il y a quelques années, *il a toujours observé des récidives.* Actuellement, il s'exprime ainsi : « J'ai renoncé complète- « ment au redressement des gibbosités pottiques. Le re- « dressement ne se maintient pas. En présence d'un mal « de Pott chez l'enfant : corset et repos au lit, jamais de « redressement. »

Ces opinions du docteur DUCROQUET, à quelques années

d'intervalle, sont intéressantes à connaître; interne de
Calot à Berck, il assista au début de la nouvelle méthode.
Il put suivre, nous dit-il, dans sa thèse, pendant deux ans,
près de trois cents cas adressés à Calot, et lui-même tenta
souvent le redressement. Or, partisan convaincu du
redressement, en 1897, il faisait dès 1900 de sérieuses
réserves sur l'opportunité de la méthode dans les cas de
Pott cervicaux et cervico-dorsaux. Il ne s'attaquait plus à
cette époque qu'aux gibbosités dorso-lombaires et lombaires. Aujourd'hui, il étend à toute la colonne vertébrale
son point d'interrogation, il regarde comme mauvais les
résultats obtenus par le redressement et dans sa pratique
il le bannit complètement dans tous les cas.

Bref, le traitement actuel, surtout en France, est le corset
plâtré dérivé du corset de Sayre, corset appliqué sur le
malade dans la suspension et rarement précédé du redressement brusque ou du redressement par étapes, le lit de
Lorentz n'étant que peu utilisé. Enfin, au port du corset,
beaucoup de chirurgiens combinent le repos au lit pendant
un temps plus ou moins long. Actuellement, Calot traite
le mal de Pott en combinant trois méthodes :

L'*extention*.

Le *décubitus dorsal*.

La *compression graduelle* de la gibbosité.

En effet : au corset de Sayre appliqué dans l'extension,
il ajoute le décubitus dorsal absolu durant quinze à dix-huit
mois. De plus, au niveau de la gibbosité, il taille dans le
plâtre une fenêtre de dimensions légèrement supérieures
à celles de la gibbosité. Il applique alors au niveau de cette
fenêtre une douzaine de compresses d'ouate, compresses
qu'il maintient à l'aide de quelques tours de bandes de tarlatane amidonnée, bandes qui, une fois sèches, sont sec-

tionnées au niveau de l'ouverture thoraco-abdominale pour ne pas entraver l'action de cette dernière. De mois en mois, il ajoute quelques carrés de coton et resserre graduellement les tours de bande.

Calot dit le plus grand bien de ce redressement par étapes (*Etappen-Verband*).

Le docteur Broca, qui a appliqué cette méthode dans toute sa rigueur sur plusieurs de ses pottiques hospitalisés et reconnus au début de l'évolution de leur mal de Pott, n'a pu réunir, au bout de deux ans, un seul cas de guérison même d'amélioration sérieuse.

Ce traitement actuel comporte-t-il d'heureux résultats ; réalise-t-il enfin l'idéal ? Évidemment non, et de nombreux inconvénients sautent immédiatement aux yeux. D'abord, il est un fait certain et de nombreuses observations en font foi : c'est que le corset pourra être appliqué aussitôt que possible, *il ne mettra jamais à l'abri des complications et limitera rarement la gibbosité.*

A notre avis, à part quelques cas de guérison, le principal avantage de ce traitement, si tant est qu'on puisse l'appeler avantage, se résume en ce fait que, les parents ayant fait appliquer un corset à leur enfant, croient avoir fait le maximum de ce qu'ils devaient faire pour enrayer la maladie ; à partir de ce jour, l'enfant n'est plus examiné qu'à de rares intervalles par le médecin ; il est pour ainsi dire considéré comme convalescent, d'autant plus que, souvent, il est autorisé sinon à courir, du moins à marcher et à se tenir debout au bout d'un temps relativement, court.

Le corset masque donc la véritable gravité de la maladie.

De plus, ne voit-on pas tout de suite la principale difficulté, la *quasi-impossibilité de surveiller l'état de l'enfant,* de constater la présence d'escharres, d'abcès. Sans doute, pourra-t-on dire, l'enfant sera examiné tous les trois mois quand on changera l'appareil. Quelle erreur ! Peut-on se fier rigoureusement à la promesse que vous font les parents de faire faire un nouveau plâtre rigoureusement tous les trois mois.

Enfin, il saute aux yeux qu'un espace de trois ou quatre mois entre chaque examen est chose dangereuse. Chacun sait qu'un abcès peut apparaître à la fosse iliaque et fuser en quelques semaines dans le triangle de Scarpa.

Or, peut-on vraiment examiner une fosse iliaque, l'enfant étant dans un corset, ou découvrir un abcès costal, lombaire par exemple ?

Si nous poursuivons cette critique, d'autres désavantages s'affirment encore à nos yeux. Et d'abord, l'habitude que l'on a de considérer le corset comme autorisant la marche à partir de dix à dix-huit mois ; or, qu'on le sache bien, du moment qu'un pottique marche, tout traitement à lui appliqué, quel qu'il soit, doit être considéré comme illusoire ; au bout de dix-huit mois de traitement, un mal de Pott n'est jamais guéri.. On ne nous fera jamais admettre qu'un corset de plâtre, si bien ajusté fût-il, non seulement immobilise d'une façon sérieuse la colonne vertébrale, mais surtout supprime toute pression, au niveau des corps vertébraux nécrosés, du segment du corps situé au-dessus.

Or, c'est pourtant cela, et le professeur LANNELONGUE l'a dit depuis longtemps, qui constitue le point de départ de la guérison d'un mal de Pott.

De plus, malgré l'application du tampon respiratoire, ou le découpage d'une fenêtre thoraco-abdominale, on n'applique pas impunément une cuirasse ajustée étroitement, sur le thorax d'un enfant, et cela pendant trois à

quatre ans, sans qu'il en résulte une gêne constante de la
respiration avec arrêt consécutif, plus ou moins net, du
développement de la cage thoracique. Dans la méthode du
corset plâtré, nous trouvons donc, en face d'un maigre
avantage, le peu de soins réclamés des parents et quelques
cas heureux de paraplégie disparue sous l'influence de la
suspension, nous trouvons, dis-je, les inconvénients suivants :

Au point de vue général, *un retard certain dans le développement de l'enfant,* retard aussi bien thoracique que
pulmonaire, avec, comme corollaire important chez un
enfant tuberculeux, des poumons mis en état de moindre
résistance.

Au point de vue local, *difficulté de surveiller régulière-
ment l'enfant,* pas de garantie au point de vue guérison et
peu d'influence sur la rétrocession aussi bien d'un abcès
possible, que de la gibbosité elle-même. Enfin, cette fa-
meuse autorisation de la marche, qui hâte l'apparition des
abcès et augmente la déformation osseuse.

Le docteur MÉNARD de Berck, en même temps qu'il
applique un corset plâtré pendant deux ans et demi,
immobilise pendant le même laps de temps le malade sur
un petit lit dur. Mais on peut se demander alors, devant
les améliorations manifestes qu'il a obtenues, si vraiment
les deux méthodes agissent simultanément. On peut en
douter, puisqu'il est admis que la guérison ne peut être
obtenue que par la suppression de toute pression au
niveau du segment malade et que cette condition n'est
remplie que par le décubitus. On voit donc, au fond, que
le corset, dans la méthode de MÉNARD, n'a d'autre résultat
que de fixer l'enfant dans le décubitus. Mais ne facilite-t-il
pas la formation d'escharres ? Nous n'avons aucune obser-

vation du docteur MÉNARD. Mais on peut poser cette question.

Le traitement actuellement employé partout n'est pas l'idéal, il est donc nécessaire de lui en substituer un autre qui, obligatoirement, ne devra posséder aucun des défauts ci-dessus énumérés :

« Il ne devra pas entraver le développement de l'enfant ;

« Il devra permettre un examen facile et aussi souvent « répété qu'il le faudra du petit malade ;

« Aucune partie du corps ne devra échapper à l'examen « du médecin ;

« Il devra interdire la marche ;

« Enfin, *a priori*, il devra permettre de faire espérer « aux parents, en se basant sur des faits précis et confir- « més, la diminution de la gibbosité, avec rétrocession « des abcès et de la paraplégie. »

C'est la théorie du professeur LANNELONGUE, mais appliquée de parti pris et d'une façon exclusive, qui revient et qui est appliquée depuis deux ans, d'une façon si heureuse, dans le service du docteur BROCA, à l'hôpital des Enfants-Malades, tant chez ses malades de la consultation externe que chez les petits hospitalisés de son nouveau pavillon LANNELONGUE.

DEUXIÈME PARTIE

Définition. — Technique. — Avantages. — Résultats.
Traitement des complications.

Il est bien entendu que ce mode de traitement est employé entièrement seul, à l'exclusion de tout autre, sauf l'extension et la contre-extension dont nous signalerons par la suite les indications.

On peut traiter par cette méthode tous les maux de Pott, quelle que soit la localisation du point d'ostéite originelle, quel que soit l'âge de l'affection, quelles que soient les complications au moment où débute le traitement. Et, ajouterons-nous, sauf peut-être quelques exceptions, quel que soit le milieu social auquel appartient le petit malade.

Disons tout d'abord, pour donner une idée du traitement, qu'il se résume tout simplement dans le fait de laisser l'enfant dans un décubitus dorsal prolongé pendant trois ans sur un lit dit de LANNELONGUE, avec une extension ou une contre-extension.

Description. — Ce lit se compose essentiellement :

D'une planche d'un bois solide, chêne de préférence, épaisse de 2 à 3 centimètres, de 40 à 70 centimètres de large, suivant l'âge de l'enfant ; quant à la longueur, elle doit toujours dépasser la taille du petit malade d'au moins 20 à 30 centimètres.

Sur cette planche, repose un matelas de fibres de bois ou de varech, de mêmes dimensions que la planche, peu épais, 6 centimètres en moyenne, et dur. Il sera piqué à intervalles très rapprochés pour éviter le plus possible les déformations, puis il sera recouvert d'une toile cirée de bonne qualité. Ce matelas sera maintenu au lit par deux courroies partant des côtés de la planche ou mieux par un cadre de bois qui entourera le matelas complètement, sans toutefois atteindre complètement sa hauteur. Ajoutons qu'il sera pratique de placer une poignée à chaque extrémité de la planche, pour permettre de transporter facilement l'enfant, sans l'enlever de son lit.

Sur le matelas, on mettra un drap sur lequel reposera le petit malade.

Mais il est clair qu'il faut auparavant fixer l'enfant sur le lit; autrement, le traitement qui dépend essentiellement du décubitus sera illusoire. On utilisera donc un corset, confectionné en coutil fort, qui descendra, d'une part, jusqu'au-dessous de l'ombilic presque au pubis, et qui, d'autre part, s'arrêtera au cou après avoir encerclé les épaules. Il se fermera en avant, à l'aide de huit à douze pattes de coutil qui s'adapteront à des boucles et, d'autre part, il sera retenu au lit par trois paires de liens qui viendront se fixer sur les côtés de la planche ou du cadre. (Voir fig. 1.)

Nous avons ajouté au châssis un dispositif qui permet de faire en même temps de l'extension et de la contre-extension (voir fig. 2); la contre-extension se fera par un casque confectionné à l'aide de bandes de toile. De la partie du bonnet correspondant au vertex, partira une cordelette légère à l'extrémité de laquelle pendra un poids de 1 à 2 kilogrammes, suivant l'âge; cette cordelette passera sur

deux morceaux de bois arrondis formant poulie, de telle
sorte que la force verticale causée par le poids soit trans-
formée en horizontale.

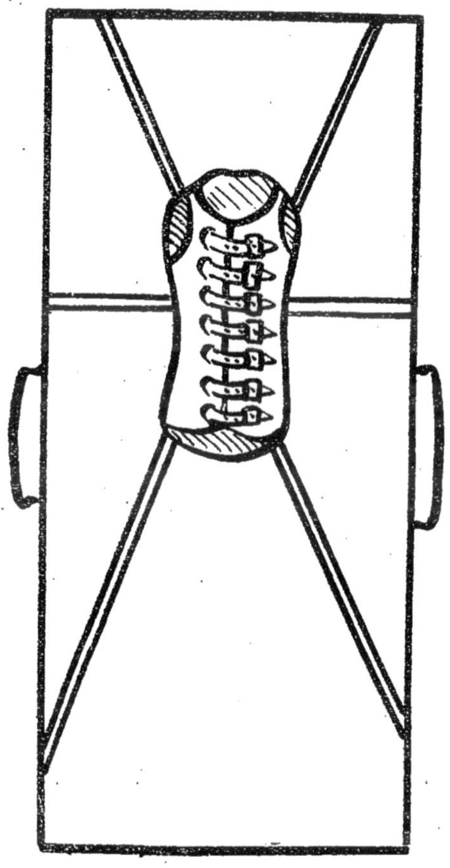

FIG. I.

De même au pied, où l'on appliquera deux extensions
à l'aide de bandes de toile s'enroulant autour des jambes
protégées tout d'abord jusqu'aux genoux par une épaisse
couche d'ouate, bandes formant étriers à la face plantaire,

et d'où partiront les deux cordelettes avec 1 à 2 kilogrammes également à leur extrémité.

L'enfant, couvert d'une chemise et d'une flanelle suivant la saison, est étendu sur le drap où repose, déjà fixé et ouvert, le corset de coutil, on introduit l'enfant dedans, on boucle les liens et l'enfant bien maintenu ne peut plus détacher le tronc du plan du lit. Il ne reste plus qu'à le ercouvrir d'un autre drap et de couvertures diverses.

Ainsi couché, l'enfant, sous aucun prétexte, ne doit plus ni s'asseoir, ni quitter son lit, *ni détacher sa tête du plan du lit.* Pour le faire aller à la selle, on glissera un bassin plat sous les fesses, et, soit pour le changer de linge, soit pour les soins de propreté, il ne faudra jamais l'asseoir, mais le *rouler* sur son lit *comme un boulanger roule sa pâte.*

Même pour ses repas, le petit malade devra conserver ʖe décubitus dorsal. Il s'y fera, du reste, en général, très bien.

La nuit, le lit de l'enfant sera déposé sur un grand lit ordinaire, le jour sur une table ou deux chaises dans une grande pièce aérée ou dans un jardin. Certains parents, qui s'en trouvent fort bien, ont fait placer le lit sur quatre pieds solides, hauts de 20 à 40 centimètres, lesquels pieds sont munis de roulettes. On peut ainsi promener facilement et sans fatigue l'enfant d'une pièce dans une autre, et les parents n'ont pas la peine de hisser ce lit sur un meuble.

On voit combien cette technique est simple : plus de corsets plâtrés à défaire et à refaire, plus de suspension avec ou sans narcose, mais un seul appareil facile à construire, à la portée de toutes les bourses et utilisable pendant toute la durée de la maladie.

Le docteur Ménard, de Berck, a appliqué une méthode
analogue pour ses pottiques atteints d'abcès, d'escharre,
ou de paraplégie, jamais cette suppression de l'appareil
plâtré ne lui a semblé présenter d'inconvénients ; on peut

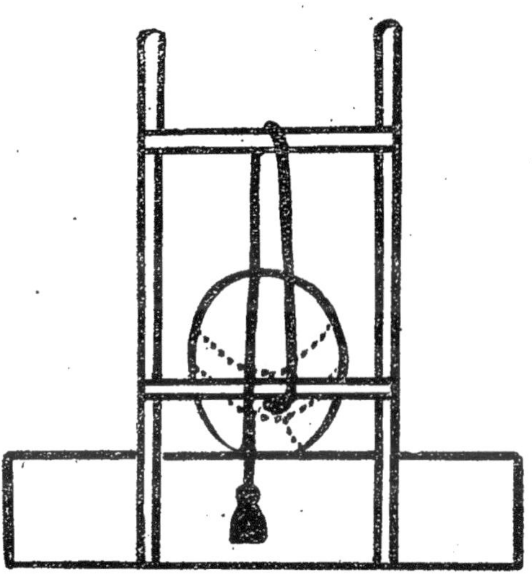

Fig. 2.

se demander, en conséquence, pourquoi il n'a pas générali-
sé la méthode.

Il nous reste maintenant à traiter quatre sujets impor-
tants concernant le lit de Lannelongue.

Indications et contre-indications.

Ses avantages.

Ses résultats.

Ainsi que nous l'avons dit tout à l'heure, tous les maux
de Pott, sans exception de forme, de localisation ni d'âge
sont justiciables du lit de Lannelongue. Dans les formes

lombaires et dorso-lombaires, on y ajoute une extension aux pieds. Dans les formes dorsales supérieures, cervicales et surtout sous-occipitales on y ajoute l'extension combinée à la contre-extension ou l'extension de la tête seule. *Donc jamais le lit de* LANNELONGUE *ne devra être employé seul, il faudra toujours y joindre selon la localisation du Pott, tantôt une extension au niveau des membres inférieurs, tantôt une extension au niveau de la tête.*

Tantôt enfin les deux à la fois.

Il n'y a point de contre-indications, du moins tenant à un état particulier du malade, car il est une règle dont il ne faudra jamais se départir :

Ne jamais traiter un mal de Pott par un lit de LANNE-LONGUE, *chaque fois que l'enfant ne pourra être surveillé d'une façon pour ainsi dire constante, car ce serait s'exposer à de redoutables mécomptes et à de grosses désillusions. Il faudra toujours, dans ce cas, faire un grand corset plâtré et recommander de laisser le petit malade dans un lit le plus souvent possible.*

Ce sera donc, dans la grande majorité des cas, une contre-indication d'ordre social. De plus, il ne faudra l'appliquer qu'autant que les parents auront bien compris le processus de guérison que l'on aura cherché et qu'ils se seront soumis à l'avance à l'éventualité de laisser trois ans leur enfant sur une planche et même parfois plus longtemps encore.

Cette dernière condition ne sera pas toujours la plus facile à remplir.

Avantages et inconvénients. — Nous rappellerons tout de suite, pour ne plus en parler, la simplicité et la modicité de prix de l'appareil, ainsi que la facilité avec laquelle la mère pourra tenir son enfant propre et nous aborderons tout de suite d'autres avantages moins évidents quoique tout aussi prouvés.

Bien des parents, à l'annonce de ce traitement nouveau pour eux, récrimineront à l'avance : « Jamais l'enfant ne « voudra rester si longtemps sans se lever, ce ne seront « que cris et gémissements, il ne mangera pas, le lit l'af- « faiblira, etc. »

Il faut simplement insister et convaincre les parents en leur faisant voir au besoin d'autres petits malades traités ainsi, car il suffit de considérer un enfant ainsi traité au bout de quelque temps pour s'apercevoir combien l'erreur était grande. Bien au contraire, c'est l'enfant maintenant qui, soulagé, ne veut plus quitter son lit et nous avons noté, chez presque tous nos malades, leurs cris, véritables cris de colère quand il nous fallait les retourner pour examiner l'état de leur gibbosité. L'appétit n'est point diminué. Les enfants ne souffrant plus mangent mieux, *ils profitent*, comme disent les parents ; enfin nous avons constaté qu'ils s'habituaient tous indistinctement à ce décubitus constant et ne s'ennuyaient jamais ; les uns font du découpage, les autres montent des constructions en papier, les fillettes jouent avec leur poupée, des perles, que sais-je encore !

Enfin, citons deux autres avantages : le thorax n'étant pas comprimé et la ventilation pulmonaire se faisant correctement, il en résulte un développement appréciable de la cage thoracique et de son contenu.

Bien des parents doutent de la facilité avec laquelle ils pourront venir à la consultation du médecin. Nous qui voyons presque chaque jour des malades ainsi traités amenés à la consultation, portés soit par une, soit par deux personnes, suivant leur âge, nous disons au contraire que le déplacement du petit malade est des plus faciles, soit qu'il faille voyager en chemin de fer, en voiture, en automobile, ou simplement qu'il faille transporter à pied le malade sur sa planche.

Résultats. — Si le traitement est suivi d'une façon absolue, on constate :

Tout d'abord une suppression pour ainsi dire soudaine des douleurs dorsales : elle ne manque jamais.

La taille de l'enfant croît rapidement.

Nous avions craint tout d'abord une *constipation* causée par cette immobilité, *mais il n'en est rien*, toutes nos observations en fournissent la preuve.

Les complications, si elles existent, *sont enrayées*, abcès et paralysies rétrocèdent rapidement, ces dernières surtout.

Et la gibbosité? Elle diminue souvent.

Elle est enrayée parfois.

Elle n'augmente jamais, ceci évidemment à condition que le traitement soit appliqué dans toute sa rigueur, les quelques cas contraires constatés dans nos observations proviennent de malades hospitalisés, indociles et obligatoirement moins surveillés que chez leurs parents.

Pour mesurer la gibbosité et constater une diminution ou une augmentation possible au cours de l'évolution d'un mal de Pott, nous avons été amenés à construire un petit appareil qui nous a rendu quelques services en nous permettant de contrôler l'évolution de la gibbosité et de faire ainsi partager aux parents la confiance que nous avions dans ce mode de traitement.

Il se compose essentiellement d'un compas dont les branches, longues de 25 centimètres, se terminent par une extrémité mousse. De l'une, à 16 centimètres de l'extrémité, *part un quart de cercle gradué exactement en* 90°, le rayon en est de 8 centimères.

Du sommet du compas, où se trouve une glissière, part une *tige mobile* pouvant monter et descendre, *graduée* à partir de son extrémité inférieure en millimètres et en centimètres. A la partie inférieure de la glissière qui correspond au sommet de l'angle formé par les deux branches du compas se trouve un *index* (voir fig. 3).

Rien de plus facile que de mesurer une gibbosité : ouvrant votre compas de façon à dépasser largement la gibbosité *tout en l'enfermant entre les deux branches dont les extrémités viennent se placer sur la ligne médiane*, vous lisez le degré obtenu (et dans la suite vous examinerez toujours ce même malade avec ce même angle), soit δ, puis *vous abaissez la tige centrale*, de façon que, tout en formant exactement la bissectrice de l'angle formé par les deux branches du compas, son extrémité inférieure vienne appuyer sur le sommet de la gibbosité. Vous lisez alors au niveau de l'index le chiffre obtenu soit, γ.

Vous avez alors une fraction $\dfrac{\gamma}{\delta}$ qui vous indique le degré de la gibbosité et qui pourra vous permettre de comparer plus tard. Si, en effet, un mois ou deux mois après, on trouve avec le même angle un chiffre γ', supérieur à γ, nous pourrons dire avec une quasi-certitude *que la gibbosité a diminué.*

Et *c'est, en effet, ce qui se passe dans nombre de cas*: il suffit de lire quelques-unes des observations qui se trouvent à la fin de cet ouvrage. Malheureusement, nous avons pu avoir notre appareil il y a seulement quelques mois, et nos observations à ce sujet sont peu nombreuses, mais, il faut bien le dire, constantes et encourageantes.

Donc le décubitus tend à réduire les gibbosités. Quel est le mécanisme de cette réduction lente, la seule s'opposant à toute récidive ?

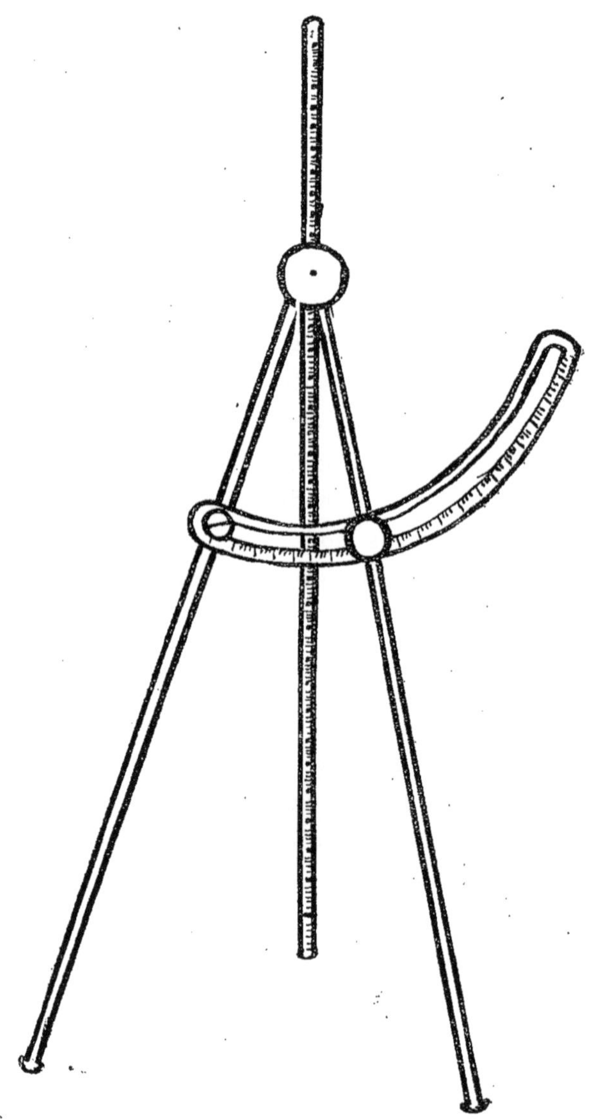

Fig. 3.

Il y a deux facteurs :

Tout d'abord, l'*acumen pottique* portant directement sur un plan relativement dur, *tendra*, sous le poids du thorax qui repose sur lui, à *ouvrir son angle*. Puis, *le décubitus dorsal* tendant à *relâcher les muscles* des gouttières *diminue leur contracture*.

Or, celle-ci est la cause principale de la fixité de la gibbosité.

On pourrait nous dire ceci : vous avez attaqué le mode de traitement par le corset avec ou sans décubitus ; vous avez attaqué le redressement pour prôner le décubitus dorsal, mais vous avez oublié de nous parler du *décubitus abdominal*.

Ce mode de traitement patronné au début du dix-neuvième siècle, par Bampfield et que le professeur Kirmisson essaya autrefois, je crois, ne doit pas être employé : en dehors du fait que la *position* est éminemment *peu commode, fatigante, anormale*, l'enfant aura toujours tendance à se redresser, à augmenter les deux lordoses de compensation sus et sous-jacentes à la gibbosité ; il *tendra* ainsi à *maintenir la contracture de ses muscles* des gouttières ; de plus, il est possible qu'à la longue, la contracture aidant, ces deux lordoses se fixent dans une position aiguë, entraînant ainsi un véritable *escamotage* de la gibbosité et causant une redoutable diminution de hauteur de la colonne vertébrale, partant un tassement préjudiciable de l'abdomen et du thorax.

Donc, il ne peut y avoir qu'un traitement, c'est le décubitus prolongé, et qu'un décubitus, le dorsal.

Une fois le traitement bien combris, bien ordonné, l'enfant *sera examiné tous les mois* environ pendant la *première année*, tous *les deux mois la deuxième* et tous *les trois mois la troisième*. Mais cet espace de trois mois sera toujours considéré comme un maximun qu'il ne faudra jamais dépasser. L'examen portera chaque fois sur trois points :

Examen de la gibbosité, recherche d'une escharre possible, mensuration de la gibbosité.

Recherche des abcès iliaques, fessiers ou autres.

Étude des réflexes, de la parésie, ou de la paraplégie.

Enfin, on terminera par un examen général de mensuration : taille, tour de poitrine, sans oublier le poids.

Du traitement des complications

Les abcès : aussitôt reconnu, tout abcès pottique sera ponctionné, ponction suivie de l'injection de quelques centimètres cubes d'une solution d'éther iodoformé à 5 p. 100. Et l'on appliquera le traitement, si faire se peut, avec encore plus de rigueur.

Il faudra compter, en effet, sur le lit de Lannelongue, pour ralentir la formation de l'abcès. Dans quelques cas même, après la première ponction, le pus se reformera les premiers jours en petite quantité, puis disparaîtra peu à peu.

Souvent, il sera nécessaire de faire plusieurs ponctions, quatre ou cinq en général suffiront. Mais il faudra toujours attendre le plus possible pour ces ponctions, comptant sur le décubitus et craignant une fistulisation toujours possible en dépit de tous les soins. Il faudra, en tout cas, se rappeler l'aspect du pus des différentes ponctions pour pouvoir se livrer à un pronostic touchant l'évolution de l'abcès.

Il est évident qu'il ne faudra jamais laisser un abcès s'ou vrir au dehors, spontanément; si le cas se produit pourtant, si la fistulisation s'installe, il faudra injecter de temps en temps de l'éther iodoformé dans la poche, éther que l'on évacuera ensuite, puis injecter une ou deux gouttes de teinture d'iode dans le trajet fistuleux et recouvrir d'un pansement très propre.

La paraplégie. — Ici, une longue lutte fut soutenue entre les partisans de la méthode médicale et ceux de la méthode chirurgicale.

Il y avait bien longtemps que l'on traitait uniquement les parésies ou paraplégies par les moyens révulsifs, quand, en 1846, MAYER pratiqua une *laminectomie*. Jusqu'en 1882, les quelques cas que tentèrent les chirurgiens aboutirent tous à des catastrophes.

En mai 1882, OLLIER réalise le premier succès : trois mois après l'opération, la malade se tenait debout. JACKSON, MAC EVEN, ABBÉ, LORENTZ, PAGE, eurent alternativement, les années suivantes, des revers et des succès, mais beaucoup plus de revers ; puis, en 1890, survient la communication de CHIPAULT sur plusieurs cas traités par lui par la *laminectomie*. Mais à côté de quelques résultats plus ou moins partiels, combien de désastres ! Beaucoup de malades succombèrent, en effet, soit dans un délai très court, de méningite ou de génération tuberculeuse.

Or, on est en droit de se demander si vraiment une opération aussi grave doit être tentée dans tous les cas de paraplégie pottique ; alors qu'il ressort clairement, ainsi que l'a montré le professeur LANNELONGUE, que très souvent *la paraplégie rétrocède d'elle-même* au bout d'un temps plus ou moins long ; il suffira donc d'aider la nature par un traitement approprié. Et ce sera précisément le même que pour la gibbosité. Nous avons des observations en nombre suffisant pour le démontrer.

La coudure du rachis n'est pas la cause principale de la paraplégie, celle-ci dépend principalement de la pachyméningite presque constante dans le mal de Pott, mais Charcot lui-même a déclaré qu'une moelle, même du volume d'une plume d'oie, pourrait suffire à ces fonctions.

« Nous concluons qu'en présence d'un mal de Pott se « compliquant de paraplégie, il n'y a qu'une conduite à « suivre : appliquer le traitement intégral dans toute sa « rigueur et renforcer la surveillance exercée par le « médecin sur le malade et l'entourage. »

Les escharres. — Il y a ici deux traitements : un préventif et un curatif.

Le premier consistera à tenir l'enfant dans un état constant d'*extrême propreté*, à maintenir, si la gibbosité est assez aiguë et douloureuse, *un tampon d'ouate de forme annulaire* encerclant l'acumen. Enfin à surveiller tous les jours l'état de la peau au niveau de la gibbosité du sacrum, au niveau duquel on pourra placer également un tampon d'ouate.

Si la peau rougit, si l'ulcère se déclare, il n'y aura qu'un traitement. Dans le premier cas, on appliquera sur la peau une compresse sur laquelle on aura étalé une légère couche de pommade au peroxyde de zinc; dans le deuxième cas, on embaumera littéralement la cavité avec cette pommade; inutile de dire qu'on renforcera le tampon d'ouate protecteur.

Cette méthode, que nous employons au pavillon Brun depuis deux ans et demi, nous a toujours réussi, sauf, bien entendu, dans les cas extrêmes de suppuration. Bientôt, en effet, des bourgeons charnus apparaissent à la périphérie de l'escharre, il se forme un cercle violacé témoignant de l'activité de l'épiderme, et au bout de quelques jours ou de quelques semaines, suivant les dimensions de l'escharre, cette dernière se trouvera oblitérée.

Cette pommade, nous en devons la formule à l'obligeance du docteur André Trèves, assistant du docteur Broca. La voici :

Peroxyde de zinc, 9 grammes.

Huile d'amandes douces, 30 grammes.

Lanoline, 60 grammes.

TROISIÈME PARTIE

Résumé et Conclusions

Il ressort de plusieurs douzaines d'observations que, pour tous les maux de Pott, il existe actuellement un traitement facile et peu coûteux, offrant le maximum de garanties et c'est le *décubitus dorsal absolu*, prolongé pendant un minimum de deux ans et demi à trois ans.

Ce traitement, dont le professeur LANNELONGUE posa autrefois les bases, le docteur BROCA, son assistant, le docteur TRÈVES, et nous, sur leurs conseils, l'avons appliqué, depuis deux ans environ, tant sur nos petits hospitalisés que sur les malades de la consultation et sur ceux de la ville.

Appliqué seulement rigoureusement depuis dix-huit à vingt-quatre mois, nous n'avons évidemment encore que peu de guérisons complètes, cependant, nous avons nombre d'observations pour témoigner que :

« Chez les « Pott » pris au début, le mal n'a jamais pro-
« gressé et qu'il ne s'est pour ainsi dire jamais produit
« d'abcès quand le traitement était bien conduit. Chez les
« « Pott » pris tardivement ou compliqués d'abcès d'es-
« charres, de paraplégie, ces diverses complications ont,
« dans la grande majorité des cas, rétrocédé rapidement.

« Dans nombre de cas, la gibbosité avait tendance à
« diminuer. »

A ce dernier point de vue, il faut noter que les résultats
ont été meilleurs chez les malades traités à la maison que
chez ceux traités à l'hôpital. Il est évidemment d'un meilleur augure pour le succès final qu'un enfant soit traité
chez ses parents, surveillé constamment, pouvant ainsi
profiter de l'air de la mer ou de la campagne, plutôt que
d'être enfermé dans une salle, si bien aérée soit-elle, en
compagnie de quarante autres tuberculeux et forcément
dépourvu d'une infirmière spécialement et constamment
attachée à sa surveillance.

Donc, il faudra éviter le plus possible de traiter ces
enfants à l'hôpital, hors les deux cas suivants : *grosses
suppurations* et *parents très pauvres*.

Nous terminerons cette thèse par une question des plus
importantes.

*Quand l'enfant pourra-t-il quitter le lit? Quand pourra-
t-il en somme être considéré comme guéri?*

Ici, évidemment, entrent en jeu plusieurs considérations.
Tout d'abord, ce sera dans un délai moyen de deux ans et
demi à trois ans et demi. Mais l'époque variera suivant
que l'enfant aura été soigné dès le début ou non, suivant
qu'il aura été rigoureusement traité ou non. Enfin, suivant qu'il y aura eu ou non des complications.

Lorsqu'un mal de Pott aura évolué sans complications
depuis trois ans environ, ou que la dernière complication
sera guérie depuis un an environ, alors seulement on
permettra petit à petit, *par étapes successives*, de passer
de la station couchée à la station assise, et de la station
assise à la station debout et à la marche. Il est même
nécessaire de faire porter à l'enfant, pendant cette période

de transition, un corset amovible en celluloïd dont il n'apprendra que progressivement à se passer. Mais il restera convenu qu'à la moindre alerte il faudra remettre immédiatement l'enfant sur son lit. Cette alerte, qui consistera le plus souvent en l'apparition d'un abcès, sera toujours chose très grave, car elle recule la guérison à plusieurs années; aussi, il faudra être extrêmement circonspect quand viendra le moment d'affirmer la guérison, et ne jamais céder aux sollicitations des parents, des enfants, ou même des confrères, de faire lever l'enfant plus tôt qu'il ne le faudrait.

. Nous en avons fini avec le traitement local du mal de Pott.

Pour le traitement général, ce sera celui de tous les jeunes tuberculeux.

Il n'existe pas, à proprement parler, de médication anti-bacillaire. *L'emploi des diverses tuberculines* n'a jamais donné de résultats concluants.

Toutefois, on a employé dans ce but une série d'agents divers dont l'ensemble forme la *médication reconstituante* (— suralimentation, viande crue, — huile de foie de morue les divers composés de l'arsenic et du phosphore).

La *cure de recalcification*, quelle que soit la valeur des théories sur lesquelles elle s'appuie, donne d'incontestables résultats (méthode FERRIER).

Le *tannin*, l'*iode*, les *iodures* sont souvent indiqués. Enfin, on pourra tâter prudemment d'une *cure saline* (*salies de Béarn — salins du Jura*).

Récemment, les *injections d'eau de mer*, selon la méthode de QUINTON, ont été préconisées, mais en raison de quelques cas contradictoires, leurs indications doivent être précisées.

En somme, nous devons nous rappeler que, dans l'état actuel de nos connaissances, c'est moins en essayant d'agir directement contre le bacille et ses toxines, qu'en cherchant à fortifier la résistance de l'organisme qu'on obtiendra les plus beaux succès thérapeutiques. Aussi la cure hygiénique est-elle souvent plus importante que la cure médicamenteuse, et c'est à l'assurer que le médecin doit d'abord s'efforcer pour obtenir, des diverses médications qu'il peut employer, un effet salutaire.

BIBLIOGRAPHIE

Rousset. — *Troubles nerveux précoces du mal sous-occipital.* Thèse Paris, 1909.

Merlin. — *Du pseudo-mal de Pott hystérique.* Thèse Paris, 1889.

Moussaud. — *Mal de Pott sans signes rachidiens.* Thèse Paris, 1906.

Millot. — *Du traitement des gibbosités pottiques.* Thèse Paris, 1898.

Ducroquet. — *Le traitement du mal de Pott.* Thèse Paris, 1898.

Richard. — *Du lit plâtré dans le traitement du mal de Pott.* Thèse Paris, 1892.

Barthez. — *Contribution à l'étude du traitement du mal de Pott.* Thèse Paris, 1880.

Hayes. — *Traitement actuel du mal de Pott.* Thèse Paris, 1908.

Rozoy. — *Du redressement de la gibbosité.* Thèse Paris, 1901.

Médecine moderne, 24 octobre 1890; 22 juillet 1896.

Gazette hebdomadaire de médecine et de chirurgie, 30 mars 1897.

Revue de chirurgie de Paris, 1897, 1900.

Revue d'orthopédie Paris, 1890, 1896, 1900.

Annales de chirurgie et d'orthopédie, Paris, 1889, 1896.

Société de chirurgie, 26 mai 1897, 1900, 1901.

Gazette médicale de Nantes, 1897, 1898.

Bulletin de l'Académie de médecine de Paris, 1897.

Archives générales de médecine, 1878 (rapport du Pr Sayre).

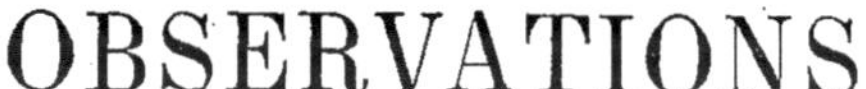

OBSERVATIONS

Les douze premières observations sont celles de malades hospitalisés, les autres, celles de malades traités à la consultation seulement et habitant chez leurs Parents.

PREMIÈRE OBSERVATION

M..., Georges, onze ans. — *Mal de Pott dorsal.*

A. H. — Parents normaux.

A. P. — Élevé au biberon. Mal de Pott ignoré au début, puis reconnu en 1910, à l'âge de neuf ans. Cuti-réaction positive. Radiographie : *lésion des* IIIe, IVe, V^e *dorsales.* Gibbosité nette. Les parents ne veulent entendre parler ni de plâtre, ni de lit.

Ramènent l'enfant le 31 janvier 1911. Constatation d'une paraplégie des membres inférieurs avec trépidation épileptoïde. Pas d'abcès ni d'escharre. Rentre à l'hôpital. Mis au lit de Lannelongue.

JANVIER 1912. — L'exagération des réflexes a diminué.

MARS 1912. — *L'état général se relève. Pas de constipation.* Taille, 115 centimètres. Tour de poitrine, 57 centimètres. Poids, 19 kg. 500.

JUIN 1912. — Même état. Taille, 119 centimètres. Tour de poitrine, 58 centimètres. Poids, 19 kg. 500.

JUILLET. — Incontinence des sphincters.

OCTOBRE. — Même état médiocre. La gibbosité n'a pas changé. Paraglégie complète.

DEUXIÈME OBSERVATION

T..., **Pierre**, trois ans. — *Mäl de Pott dorsal inférieur.*

A. H. — Mère tuberculeuse.

A. P. — Novembre 1911. Douleurs cuisse droite. Apparition d'une gibbosité. Présenté aux Enfants-Malades le 14 décembre 1911. Gibbosité légère. Radiographie : xii⁰ dorsale, i^re, ii⁰, iii⁰, iv⁰ lombaires. Rigidité dorso-lombaire. Réflexes rotuliens exagérés. Mis au lit de Lannelongue.

Avril 1912. — L'état général se relève, malgré l'apparition d'un abcès carotidien. Gibbosité légère. Ni escharre, ni abcès. Pas de constipation. Taille, 86 centimètres. Tour de poitrine, 47 centimètres. Poids, 9 kg. 600.

Juin 1912. — Bon état général. Ni abcès, ni escharre. Taille, 87 cm. 5. Tour de poitrine, 49 centimètres. Poids, 9 kg. 760 ; gibbosité, 220/30.

10 juillet. — Excellent état.

28 juillet. — Taille, 89 centimètres. Tour de poitrine, 49 centimètres. Poids, 9 kg. 800 ; gibbosité, 221/30.

15 octobre. — Excellent état. Pas de complications. La gibbosité ne diminue pas ; gibbosité, 220/30. Taille, 90 centimètres. Tour de poitrine, 49 centimètres. Poids, 9 kg. 900.

TROISIÈME OBSERVATION

M..., Georges, 3 ans et demi. — *Mal de Pott dorsal.*

Pas d'antécédents.

Depuis août 1910, raideur du dos. Difficulté pour se tenir debout. Chutes. En janvier 1912, un médecin conseille un corset plâtré. Présenté aux Enfants-Malades, le 2 mars 1912. Reçu. Mis sur un lit de Lannelongue avec extension et contre-extension. Radiographie : lésion des vi⁰, vii⁰ dorsales. Gibbosité diminuée. Lordoses de compensation. Ni escharre, ni abcès. Réflexes rotuliens exagérés.

Avril 1912. — Assez bon état général. Ni escharre, ni abcès. Taille, 81 centimètres. Tour de poitrine, 41 cm. 5. Poids, 11 kilogrammes.

Juin 1912. — État général stationnaire. Incontinence des matières. Taille, 82 centimètres. Tour de poitrine, 45 centimètres. Poids, 11 kg. 500.

Juillet. — Excellent état. Taille, 83 centimètres. Gibbosité, 215/30. Tour de poitrine, 46 centimètres. Poids, 11 kg. 500.

Septembre. — Bon état général.

Octobre. — Très bon état général. Peu d'exagération des réflexes. Taille, 84 centimètres. Tour de poitrine, 47 centimètres. Gibbosité, 216/30. L'incontinence des matières a diminué. *La gibbosité a tendance à rétrocéder.*

QUATRIÈME OBSERVATION

D..., Jean, trois ans. — *Pott dorso-lombaire.*

A. H. — Parents tuberculeux.

A. P. — Rougeole.

Octobre 1911. — Douleur abdominale.

21 décembre. — Apparition d'une gibbosité dorso-lombaire. Pas de paraplégie. Réflexes normaux. Entré à l'hôpital le 12 janvier 1912. Mis au lit de Lannelongue.

28 janvier. — Va bien. Gibbosité marquée. Cuti-réaction positive. Radiographie : écrasement des XIIe dorsale, Ire lombaire.

4 avril. — Excellent état. *La gibbosité a notablement diminué.* Pas d'abcès. Réflexes rotuliens abolis. Taille, 83 centimètres. Tour de poitrine, 49 cm. 5. Poids, 10 kg. 500.

7 juin. — Bon état malgré bronchite. Taille, 84 centimètres. Tour de poitrine, 49 centimètres. Poids, 10 kilogrammes. Gibbosité, 219/30.

Juillet. — Bon état. Un peu de parésie. Taille, 85 centimètres. Tour de poitrine, 51 centimètres. Gibbosité, 219/30.

Octobre. — Parésie disparue. Ni escharre, ni abcès. Taille, 86 centimètres. Tour de poitrine, 50 centimètres. Gibbosité, 219/30. La gibbosité ne change plus. Poids, 10 kg. 440.

CINQUIÈME OBSERVATION

G..., **Gaston**, quatre ans et demi. — *Pott dorsal.*

A. H. — Parents tuberculeux.

A. P. — Rougeole. Coqueluche. Bronchopneumonie.

JANVIER 1911. — Douleurs dorsales, puis apparition de gibbosité. Plâtré, les parents retirent le corset.

7 DÉCEMRRE 1911. — Présenté aux Enfants-Malades. Gibbosité angulaire. Mauvais état général. Peau ulcérée au niveau de la XII° dorsale. Rigidité. Paraplégie complète flasque. Incontinence des matières. Entre à l'hôpital. Lit de Lannelongue.

8 JANVIER 1912. — Une escharre est apparue, puis a disparu. Incontinence rectale. Cuti-réaction positive.

4 AVRIL 1912. — L'état général s'est relevé. Pas d'abcès. Légère escharre. Aucune modification dans la gibbosité. Taille, 85 centimètres. Tour de poitrine, 49 centimètres. Poids, 10 kg. 850.

6 JUIN 1912. — L'incontinence a disparu. Plus d'escharre. L'enfant a maigri de 10 kilogrammes. Gibbosité, 206/30.

28 JUILLET. — Grosse amélioration. Pas d'escharre. Taille, 88 centimètres. Tour de poitrine, 49 centimètres. Gibbosité, 209/30. Elle a donc diminué.

10 OCTOBRE. — Paraplégie toujours totale.

20 OCTOBRE. — Paraplégie semble un peu mieux. Pas d'escharre ni d'abcès. Tour de poitrine, 50 centimètres. Gibbosité, 212/30. *La gibbosité diminue très nettement.*

SIXIÈME OBSERVATION

M..., David, sept ans. — *Pott dorso-lombaire.*

A. P. — Chute à l'âge de deux ans, dit la mère. A trois ans, apparition d'une gibbosité. Corset immédiatement. Douleurs. On enlève le corset. Ainsi plusieurs fois.

JUIN 1911. — Abcès dorsal. Hôpital Saint-Louis. Les médecins veulent faire un corset. Parents refusent. Présentent l'enfant aux Enfants-Malades le 18 *juillet* 1911. Gibbosité dorso-lombaire douloureuse. Gros abcès iliaque droit. Radiographie : xii⁰ dorsale, 1ʳᵉ, ii⁰, iii⁰ lombaires. Cuti-réaction positive. Mis au lit de Lannelongue. Ponctions répétées. Fistulisation de l'abcès.

20 MARS 1912. — Gros abcès fessier droit.

5 AVRIL. — État général relativement bon. Taille, 99 centimètres. Tour de poitrine, 58 centimètres. Poids, 17 kg. 650.

7 JUIN. — Légère amélioration, pourtant l'enfant a maigri. Poids, 17 kg. 250.

8 JUILLET. — Fistule tarie.

20 JUILLET. — Nouvel abcès iliaque.

28 JUILLET. — Taille, 105 centimètres. Tour de poitrine, 56 centimètres. Gibbosité, 212/30. Poids, 17 kg. 500.

10 OCTOBRE. — Fistulisation peu abondante. Pas de paraplégie. Taille, 106 centimètres. Tour de poitrine, 57 centimètres. Gibbosité, 220/30. *Malgré l'état général précaire, la gibbosité a nettement diminué.*

SEPTIÈME OBSERVATION

M..., Maurice, cinq ans.

A. P. — Coqueluche. Présenté aux Enfants-Malades le 2 avril 1912. Il y a huit mois, apparition d'une gibbosité dorsale. Abcès dorsal. Depuis sept mois, l'enfant ne peut marcher. Deux fistules au niveau du mollet gauche. Très mauvais état général. Entre à l'hôpital. Mis au lit de Lannelongue.

3 AVRIL. — Ponction de l'abcès fessier : 100 grammes de pus actif.

15 AVRIL. — Très mauvais état général. Cuti-réaction positive. Constatation d'une coxalgie gauche coexistante avec adduction. Rotation interne de la cuisse. L'extension a donné très peu de résultat. Gibbosité très aiguë et très accentuée.

19 AVRIL. — Radiographie : luxation complète de la tête fémorale qui est remontée sous le rebord de la crête iliaque. L'état général semble s'améliorer. Cuti-réaction positive.

7 JUIN. — Fistulisation multiple malgré ponctions répétées. État général médiocre.

JUILLET. — Mauvais état général. Poids, 12 kg. 700.

SEPTEMBRE. — La suppuration diminue.

OCTOBRE. — L'état général remonte. L'enfant a engraissé. *En raison de la déformation énorme causée par l'attitude du sujet constamment étendu dans le décubitus latéral droit malgré toute extension, il a été impossible de mensurer la gibbosité.*

HUITIÈME OBSERVATION

M..., Léopold, quinze ans. — *Pott lombaire.*

Vu le 7 novembre 1907 pour la première fois, à l'âge de dix ans. Constatation d'un Pott lombaire (Radiographie : iii⁰, iv⁰, v⁰ lombaires), avec volumineux abcès iliaque droit. Ponctions répétées pendant deux ans. Plâtres successifs jusqu'en 1910 avec décubitus obligatoire.

15 DÉCEMBRE 1910. — L'enfant marche malgré défense. Ramené à l'hôpital le 29 mai 1910 avec volumineux abcès iliaque droit. Mis au lit de Lannelongue. L'abcès cède peu à peu, puis revient.

7 JUIN 1911. — Ponction peu abondante.

27 JUIN. — Nouvelle ponction. L'abcès ne se reforme que très lentement puisqu'il n'est ponctionné à nouveau que onze mois après, le 24 mai 1912.

JUILLET 1912. — Abcès reformé. Pas d'escharre. Gibbosité, 221,5/30.

AOUT-SEPTEMBRE. — Nouvelles ponctions. Poids, 33 kg 900.

OCTOBRE. — État général meilleur. *Pas de constipation.* La gibbosité a augmenté : 220/30.

NEUVIÈME OBSERVATION

G..., **Marcel**, deux ans. — *Pott dorsal inférieur*.

A. H. — Famille tuberculeuse.

A. P. — Rougeole. Présenté aux Enfants-Malades le 23 janvier 1912. Constatation d'une gibbosité dorsale. Raideur. Lordoses de compensation. Réflexes rotuliens exagérés. Ni abcès ni escharres. Mis au lit de Lannelongue.

4 avril 1912. Très bon état général. Gibbosité légère. Ni escharre, ni abcès. Taille, 83 centimètres. Tour de poitrine, 40 cm. 5. Poids, 12 kg. 600.

13 mai. — Abcès occipital.

7 juin. — Bon état général. A un peu maigri. Incontinence rectale légère.

7 juillet. — Bon état. Taille, 91 centimètres. Tour de poitrine, 50 centimètres. Poids, 11 kg. 400. L'enfant a maigri. Gibbosité, 217/30.

Octobre. — *L'enfant a engraissé* : 12 kg. 500. Taille, 91 centimètres. Tour de poitrine, 51 centimètres. Gibbosité, 223/30. *La gibbosité a nettement diminué*. Pas de constipation.

DIXIÈME OBSERVATION

B..., **Lucien**. — *Pott dorso-lombaire.*

Présenté aux Enfants-Malades en décembre 1908, à quatre
ans et demi. A eu la rougeole. Spina ventosa ulcéré première
phalange gros orteil gauche.

17 AOUT 1909. — Constatation d'une rigidité lombaire, avec
abcès iliaque gauche. Ponctions répétées jusqu'en janvier
1912. Très mauvais état. Entre alors à l'hôpital et mis au lit
de Lannelongue. Grosse suppuration. Gibbosité très légère.
Profond amaigrissement. Quelques signes d'ascite. Cuti-
réaction positive. Au bout de quelques semaines, emmené
par ses parents.

7 JUIN 1912. — Même mauvais état. Poids, 15 kg. 900. *Aucune
nouvelle depuis le 7 juin, les parents ne présentant l'enfant
que d'une façon tout à fait irrégulière.*

ONZIÈME OBSERVATION

D..., René, six ans. — *Pott cervico-dorsal.*

Présenté aux Enfants-Malades le 12 mars 1912. Père tuberculeux.

A. P. — Rougeole. Spina ventosa aux deux gros orteils. Constatation d'un Pott cervico-dorsal léger. Douleurs. Pas de gibbosité. Réflexes rotuliens diminués. Mis au lit de Lannelongue. Taille, 105 centimètres. Tour de poitrine, 50 centimètres. Poids, 18 kilogrammes.

7 JUIN 1912. — Très bon état général. Gibbosité peu accentuée. Pas d'escharre ni d'abcès. Taille, 110 centimètres. Tour de poitrine, 52 centimètres. Poids, 18 kg. 800. Gibbosité, 230/20.

28 JUILLET. — Pas d'abcès. Très bon état général. Pas de constipation. Taille, 120 centimètres. Tour de poitrine, 54 centimètres. Poids, 18 kg. 900. Gibbosité, 227/20.

OCTOBRE. — Même état. La gibbosité n'a pas tendance à diminuer, au contraire.

DOUZIÈME OBSERVATION

E..., **Marius,** deux ans. — *Pott dorso-lombaire.*

Pas d'antécédents.

Présenté aux Enfants-Malades pour abcès froid abdominal sus-
pubien.

22 FÉVRIER 1912. — Ponction. Fistulisation.

2 MARS. — Mauvais état. Rentre à l'hôpital. Constatation d'un
mal de Pott. Rigidité vertébrale. Réflexes rotuliens diminués. L'enfant est mis au lit de Lannelongue le 2 mars 1912.

5 MARS. — La suppuration diminue.

14 MARS. — Peu de suppuration. Fistulisation.

4 AVRIL. — Bon état général. Abcès disparu.

15 AVRIL. — *Très bon état général. L'enfant a beaucoup
engraissé. Pas de constipation.* Les parents font sortir leur
enfant. Aucune nouvelle depuis.

TREIZIÈME OBSERVATION

(CONSULTATION EXTERNE)

B..., Jacqueline, deux ans et demi. — *Pott dorsal.*

Pas d'antécédents.

Présentée le 2 décembre 1911 aux Enfants-Malades pour gibbosité remarquée depuis huit jours. Mise au lit de Lannelongue le 4 décembre 1911. Radiographie : viiie, ixe, x^e, xie dorsales. Raideur. Bon état général. Ni abcès, ni paraplégie, ni escharre.

6 FÉVRIER 1912. — *Très bon état. Augmentation de poids.* Pas de constipation ni de douleurs. Un peu d'exagération des réflexes rotuliens.

4 AVRIL 1912. — Très bon état. Pas d'abcès pottique.

15 AVRIL. — 11 kilogrammes.

9 MAI. — 13 kilogrammes.

2 OCTOBRE. — 15 kg. 500. Très bon état, gibbosité diminue.

QUATORZIÈME OBSERVATION

(consultation externe)

F..., **Lucienne**, trois ans et demi. — *Pott dorsal supérieur.*

Aucun antécédent.

Présentée à l'hôpital le 21 novembre 1911 pour gibbosité connue depuis trois mois. Radiographie : viie cervicale, 1re, iie dorsales. Lordose de compensation. Réflexes rotuliens exagérés. Constatation d'une deuxième gibbosité légère, lombaire supérieure. Les parents ne sont jamais revenus.

QUINZIÈME OBSERVATION

(CONSULTATON EXTERNE)

B..., Bernard, six ans et demi. — *Pott dorso-lombaire.*

A eu la rougeole.

Présenté le 11 janvier 1912. Douleurs lombaires depuis huit mois, ne peut se baisser. A toujours continué de marcher. Constatation d'une cyphose légère. Raideur très nette de la colonne.

18 JANVIER. — Radiographie : XIIe dorsale, Ire, IIe lombaires. L'enfant est mis au lit de Lannelongue.

MARS 1912. — Très bon état. Engraisse.

MAI. — A maigri. On l'envoie à la campagne.

JUILLET. — Peu d'exagération des réflexes. A repris du poids.

AOUT. — Un peu d'empâtement dorso-lombaire.

SEPTEMBRE. — Abcès dorso-lombaire. Ponction.

SEPTEMBRE. — Fistulisation.

14 OCTOBRE. — Pus épais abondant.

27 OCTOBRE. — Après de multiples pansements et quelques injections modificatrices, la fistule est presque tarie. L'état général se relève sensiblement.

SEIZIÈME OBSERVATION

(CONSULTATION EXTERNE)

T..., **Roger**, deux ans. — *Pott dorso-lombaire.*

Présenté à l'hôpital le 3 mars 1910. L'enfant se plaint de douleurs dans le dos depuis qu'il a commencé à marcher. Gibbosité constatée depuis quinze jours, angulaire, nette, indolore. Radiographie : xie, xiie dorsales, 1re lombaire. Rigidité de la colonne. Pas d'abcès. Réflexes normaux. Mis au lit de Lannelongue.

10 JUIN 1910. — Amélioration très nette de l'état général. Pas d'abcès.

16 SEPTEMBRE 1910. — La taille a passé de 70 à 92 centimètres.

NOVEMBRE 1910. — Excellent état.

FÉVRIER 1911. — L'enfant a grossi et grandi. Exagération des réflexes légère.

OCTOBRE 1911. — La gibbosité est à peine visible.

JANVIER 1912. — *Très bon état. La gibbosité n'est plus guère indiquée que par une pigmentation cutanée et les vestiges des deux lordoses de compensation.*

MAI 1912. — Très bon état. *On prévoit bientôt la guérison.*

OCTOBRE 1912. — *Ibid.*

DIX-SEPTIÈME OBSERVATION

(CONSULTATION EXTERNE)

F..., Louis, cinq ans. — *Pott dorsal inférieur*.

Parents bacillaires.

A eu la rougeole.

Présenté le 23 mai 1911. Depuis une chute faite à l'école il y a six mois, se plaint constamment du dos. Constatation d'une gibbosité légère. Sans abcès, ni exagération des réflexes. Radiographie : x^e dorsale, rongée. Mis au lit de Lannelongue.

22 JUIN 1911. — Escharre. Pommade. Bon état général.

22 SEPTEMBRE 1911. — Ni escharre. Ni abcès. La gibbosité n'augmente pas.

25 MARS 1912. — Aucune douleur. Très bon état. Pas de constipation. Ni abcès, ni escharre.

JUIN 1912. — *La gibbosité a presque disparu.* Depuis le mois de juin, les parents ne sont jamais revenus.

DIX-HUITIÈME OBSERVATION

(CONSULTATION EXTERNE)

C..., **André**, huit ans. — *Pott dorsal supérieur.*

A eu la rougeole à six ans.

Présenté le 7 mars 1911. Depuis un, an douleurs dorsales. Depuis trois semaines, raideur, puis apparition d'une gibbosité avec paraplégie. Constatation d'une gibbosité. Lordose de compensation. Paraplégie presque totale. Réflexes rotuliens exagérés. Retard de la sensibilité à gauche. Radiographié : iv°, v°, vi° dorsales. Mis au lit de Lannelongue.

26 MAI. — Raideur des deux jambes. Clonus à droite.

6 OCTOBRE. — Pas de clonus. La gibbosité a diminué. Très bon état général.

18 AVRIL 1912. — Revient de la campagne. Très bon état. *La gibbosité, dit la mère, a nettement diminué.* Pas d'abcès ni d'escharre.

11 OCTOBRE. — *L'enfant devient indocile. Gibbosité stationnaire.*

DIX-NEUVIÈME OBSERVATION

(CONSULTATION EXTERNE)

Ch..., **Suzanne**, sept ans. — *Pott dorso-lombaire.*

Rougeole à quatre ans. Un an après, a commencé à souffrir de douleurs dorsales. En avril 1910, apparition d'une petite gibbosité. Corset. Six semaines après, escharre. Succession de plâtres pendant dix-huit mois. Présentée aux Enfants-Malades, le 27 octobre 1911. Gibbosité médiane. Lordose de compensation. Peau rouge. Raideur très nette. Zones d'hyperesthésie. Pas d'abcès. Pas de paraplégie. Amyotrophie généralisée. Radiographie : 1re, 11e lombaires fusionnées. Mise au lit de Lannelongue le 27 octobre 1911.

25 NOVEMBRE 1911. — Réflexes rotuliens abolis. Pas de paraplégie. Légère escharre.

2 FÉVRIER 1912. Très bon état général. Réflexes rotuliens normaux.

MARS. — Très bon état. Augmente de poids. Pas de constipation. Gibbosité très légère. Pas d'abcès.

AVRIL. — Engraisse. *La gibbosité a nettement diminué.*

MAI. — *La gibbosité a presque disparu.* Part à la campagne.

OCTOBRE. — *Il n'existe plus de gibbosité.* Pas d'abcès. Augmente de 1 kilogramme par mois depuis trois mois.

VINGTIÈME OBSERVATION

(CONSULTATION EXTERNE)

L..., **Yvonne**, quatre ans. — *Pott dorsal inférieur.*

Présentée le 6 septembre 1911. Raideur depuis huit jours. On constate légère gibbosité, IX°, X°, XI°, XII° dorsales. 1re lombaire. Raideur. Pas d'abcès. Mise au lit de Lannelongue.

28 DÉCEMBRE 1911. Très bon état. Les parents ne sont jamais revenus.

VINGT ET UNIÈME OBSERVATION

(CONSULTATION EXTERNE)

G..., **Éliane**, quatre ans. — *Pott dorsal moyen.*

Pas d'antécédents.

Soignée pour mal de Pott depuis mai 1910 (par corset orthopédique). On fait un plâtre, l'enfant le garde jusqu'au 10 novembre. A cette époque on en fait un autre que l'on n'enleva que le 2 avril 1911. Bon état général. Réflexes normaux. Ni abcès, ni escharre.

1er MAI. — Escharre. On enlève le plâtre. Radiographie : VIIIe et IXe dorsales disparues. Mise au lit de Lannelongue, les parents s'y étant enfin décidés.

1er AOÛT. — Excellent état. Pas d'escharre, ni d'abcès.

3 JANVIER 1912. — Excellent état.

AVRIL. — Très bon état. A engraissé. Pas de constipation. — *La gibbosité a nettement diminué. Ni abcès, ni escharre.*

VINGT-DEUXIÈME OBSERVATION

(CONSULTATION EXTERNE)

D..., **Julienne**, cinq ans. — *Pott lombaire.*

Parents tuberculeux.

Coqueluche.

Douleur depuis trois mois, avec raideur nuisant à la marche. Légère gibbosité apparue il y a quinze jours.

Raideur. Mise au lit de Lannelongue.

Les parents ne sont jamais revenus.

VINGT-TROISIÈME OBSERVATION

(CONSULTATION EXTERNE)

F..., Georgette, cinq ans. — *Pott lombaire.*

Mère tuberculeuse.

Gibbosité reconnue depuis trois mois. Douleur dans le dos. Présentée le 11 juillet 1911. Gibbosité, 1re, 11e, 111e lombaires. Raideur. Plâtrée pendant un mois. Escharre. Mise alors au lit de Lannelongue.

1er DÉCEMBRE 1911. — Excellent état.

18 JANVIER 1912. — Excellent état, pas d'abcès.

JUIN 1912. — Excellent état. Pas de constipation. Part pour la campagne.

OCTOBRE 1912. — *La gibbosité a presque disparu. La malade a augmenté de 1 kilogramme depuis juin.* Toujours un peu d'exagération des réflexes rotuliens.

VINGT-QUATRIÈME OBSERVATION

(CONSULTATION EXTERNE)

E..., Suzanne, trois ans et demi. — *Pott dorso-lombaire*.

Un oncle est pottique.

Rougeole à un an.

Présentée le 22 mars 1910. Gibbosité angulaire. Radiographie : xi⁰, xii⁰ dorsales. Raideur de la colonne. Démarche raide. Empâtement de la fosse iliaque droite. Mise au lit de Lannelongue, le *25 mars 1910*.

5 AOÛT 1910. — Pas d'abcès. Très bon état général.

4 SEPTEMBRE. — *Ibid*.

25 NOVEMBRE. — *Ibid*.

13 JANVIER 1911. — *La gibbosité a tendance à diminuer*.

8 SEPTEMBRE 1911. — Excellent état, pas d'abcès. Part à la campagne.

10 NOVEMBRE 1912. — *Ibid*.

17 MAI 1912. — Excellent état.

13 SEPTEMBRE 1911. — Radiographie : *En dehors de la lésion ancienne, toutes les parties molles sont nettes à la radiographie. Le diagnostic de guérison se confirme*.

VINGT-CINQUIÈME OBSERVATION

B..., Henri, sept ans. — *Pott dorso-lombaire.*

Aucun antécédent héréditaire.

Rougeole à quatre ans.

A quatre ans et demi (décembre 1909), apparition d'une gibbosité lombaire. Soigné immédiatement à Berck avec corset et décubitus.

Janvier 1911. — On permet la marche. Revient à Paris.

Septembre 1911. — Se présente aux Enfants-Malades, pour un nouveau corset.

Février 1912. — Constatation d'un abcès iliaque gauche. Mauvais état général. Profond amaigrissement. Ponction. Est mis au lit de Lannelongue. Sans corset plâtré.

Mars. — Ponction. L'état général semble remonter.

Avril. — Très bon état mais pourtant il existe encore un peu d'empâtement de la fosse iliaque. Peau rouge et amincie au niveau de la gibbosité. *Celle-ci semble avoir diminué.*

Mai. — Léger abcès. On ne le ponctionne pas.

Juin. — Fosses iliaques sont libres. Mensuration de la gibbosité qui est biacuminée : 214/30 + 219/30.

Août. — Très bon état, ni paraplégie, ni escharre, ni abcès : 215/38 + 219/30.

Octobre. — L'enfant est revenu de la campagne dans un excellent état : 216/30 + 220/30. Aucune menace d'abcès. La gibbosité a diminué.

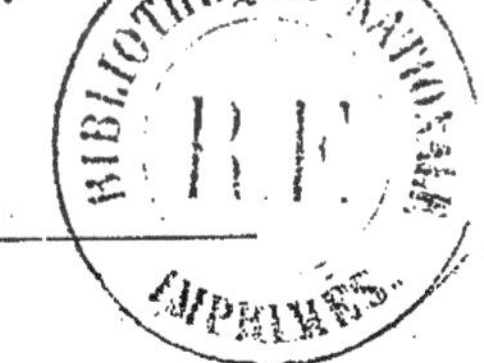

PARIS

IMPRIMERIE DE J. DUMOULIN

5, RUE DES GRANDS-AUGUSTINS, 5

www.ingramcontent.com/pod-product-compliance
Ingram Content Group UK Ltd.
Pitfield, Milton Keynes, MK11 3LW, UK
UKHW022324070726
13614UKWH00002B/933